Dr. Henry W. Wright

Die geistlichen Ursachen von Krankheiten

Dr. Henry W. Wright

Die geistlichen Ursachen von Krankheiten

Klare Antworten auf Ihre Fragen
zu Krankheitsprävention und Heilung

GloryWorld-Medien

5. Auflage 2026

Bibelzitate sind, falls nicht anders gekennzeichnet, der Elberfelder Bibel, Revidierte Fassung von 2006 entnommen. Weitere Bibelübersetzungen:

LUT: Lutherbibel, Revidierte Fassung von 2017
NeÜ: Neue evangelistische Übersetzung © 2013 Karl-Heinz Vanheiden
NGÜ: Neue Genfer Übersetzung, 2009
SLT: Schlachter 2000
ZÜR: Zürcher Bibel (Ausgabe 2007)
KJV: Direkte Übersetzung aus der (englischen) King-James-Version

Das Buch folgt den Regeln der Deutschen Rechtschreibreform. Die Bibelzitate wurden diesen Rechtschreibregeln angepasst.

Übersetzung/Satz: Manfred Mayer
Lektorat: Klaudia Wagner-Diehl, www.wort-wirkt.de
Umschlaggestaltung: Jens Neuhaus, www.7dinge.de
Umschlagmotiv: Harryarts – Freepik.com
Druck: CPI books GmbH, Leck

Printed in the EU

ISBN: 978-3-95578-610-6
Bestellnummer: 356610

Erhältlich beim Verlag:

GloryWorld-Medien
Beit-Sahour-Str. 4
D-46509 Xanten
Tel.: 02801-9854003
Fax: 02801-9854004
info@gloryworld.de
www.gloryworld.de

oder in jeder Buchhandlung

Stimmen zum Buch

In *Die geistlichen Ursachen von Krankheiten* zerstört Dr. Henry Wright die Lüge, wir seien hilflose Opfer von Krankheiten, die uns zufällig heimsuchen. Und er befähigt uns, zusammen mit dem Heiligen Geist Verantwortung für unsere Gesundheit zu übernehmen. Als Allgemeinmedizinerin unterstütze ich voll und ganz die Vorstellung, dass wir als dreieinige Wesen nur dann wirklich gesund sein können, wenn wir in Geist, Seele und Körper ganz bzw. heil sind. Dieses Buch war längst überfällig und ist eine unverzichtbare Informationsquelle sowohl für alle Christen, die mit Krankheit zu kämpfen haben, als auch für diejenigen, die ihnen helfen wollen.

Dr. Rebecca Williams
Fachärztin für Chirurgie, qualifiziert für Gynäkologie,
Geburtshilfe und tropische Medizin

Ich verfolge den Dienst von Dr. Wright seit drei Jahren, und das hat mein Leben verändert. Mit seinem Buch *Die geistlichen Ursachen von Krankheiten* ist er in der Lage, Antworten auf Fragen zu geben, mit denen sich die Menschheit seit den Tagen der alten Ägypter beschäftigt hat. Wir wollen den Dingen immer auf den Grund gehen – „die Ursachen finden", sagen wir – aber bisher hat das noch niemand getan, wenn es um Krankheit geht. Die Medizin versteht den Zusammenhang zwischen Geist, Seele und Körper nicht und ist daher wenig hilfreich. Aber jetzt haben wir die Antworten! Dieses komplexe Thema wird durch das leicht verständliche Buch von Dr. Wright zugänglich gemacht. Es gibt den Menschen Hoffnung, wo es bisher keine Hoffnung gab! Eine Pflichtlektüre!

Rev. Dr. S. R. Watkins
New Start Ministries

Dr. Henry Wright hat über einen langen Zeitraum hinweg geforscht und gibt Antworten auf Fragen über Krankheiten und ihre geistlichen Ursachen. In meinem Beruf als Therapeut für Suchtkranke und Menschen mit psychiatrischen Problemen brauche ich Antworten darauf, wie ich ihnen helfen kann – nicht nur, damit sie mit der Krankheit irgendwie leben können, sondern um wirklich Lösungen anzubieten. Ich bin zutiefst dankbar für diese Offenbarung.

Frans Izeboud,
Suchttherapeut

Warum haben Christen ähnlich viele Krankheit wie Nicht-Christen? Warum wird nicht jeder durch Gebet geheilt? Was sind die Ursachen von Krankheiten? Wie können wir so frei leben, wie es Gott für uns vorgesehen hat? Mit diesen Fragen beschäftigt sich Dr. Henry Wright in *Die geistlichen Ursachen von Krankheiten.* Wenn selbst die zuverlässigsten medizinischen Lehrbücher für viele Krankheiten eine „unbekannte Ätiologie" (Ursache) angeben, wo können wir dann nach Antworten suchen? In diesem Buch deckt Dr. Wright auf der Grundlage der Bibel die Hintergründe von Krankheiten auf und gibt klare Hinweise, wie wir in Bezug auf Geist, Seele und Körper freigesetzt werden können!

Sheila Pitcock
Staatlich geprüfte Krankenschwester

In *Die geistlichen Ursachen von Krankheiten* lüftet Dr. Henry Wright den Vorhang und erklärt mit Hilfe der Wissenschaft und der Bibel, warum wir krank werden. Dann zeigt er auf, wie wir auf biblische Weise verhindern können, dass wir überhaupt erst krank werden. Tausende von Menschen haben dank dieser Erkenntnisse ihr Leben wiedererlangt – und jetzt können auch Sie das tun. Lesen Sie dieses Buch und wenden Sie das Gelesene an! Lassen Sie sich dann von den Ergebnissen überraschen!

Robert McFarland
Präsident von *Transformational Impact LLC*

Hier ist dein Weckruf, Gemeinde! Haben Sie sich jemals gefragt, warum das Volk Gottes genauso krank ist wie die Welt und an denselben Krankheiten stirbt wie die Ungläubigen? In *Die geistlichen Ursachen von Krankheiten* schlägt Dr. Henry Wright Alarm und fordert die Gläubigen auf, ihren Fokus von der Heilung auf die Prävention von Krankheiten zu verlagern! Es ist wirklich Gottes Wunsch für uns, dass wir niemals Heilung brauchen. In diesem Werk gibt Dr. Wright Bibelstellen und Erkenntnisse weiter, die er in mehr als dreißig Jahren Bibelstudium und persönlicher Beobachtung gesammelt hat, in denen er sich als Seelsorger um die ihm anvertrauten Menschen kümmerte. Dieses Buch ist genau das, was der Arzt verordnet hat, um unsere geistlichen Schieflagen zu korrigieren und unseren Körper in seiner richtigen Position unter dem Haupt, Jesus Christus, wiederherzustellen, damit wir geheilt werden, heil bleiben und gesund leben können.

Pastor Travis Wortham
Doctor of Chiropractic, Batchelor of Surgery

In seinem neuen Buch *Die geistlichen Ursachen von Krankheiten* schreibt Dr. Henry Wright: „Sie sollten aufblühen! Während die Welt vielleicht mit Krankheiten und Hoffnungslosigkeit zu kämpfen hat, sollten Sie ein glückliches, ausgeglichenes und begeistertes Kind Gottes sein.“ Um dies zu erreichen, müssen wir erkennen, dass wir uns in einer geistlichen Auseinandersetzung mit Satan befinden. Um den Feind besiegen zu können, brauchen wir die nötigen Kenntnisse.

Dieses Buch wird Ihre Art zu denken und zu handeln verändern, weil es einen Weg der Heilung von innen nach außen aufzeigt – indem Sie die geistlichen Ursachen vieler Krankheiten verstehen, sich die biblische Wahrheit zunutze machen und sich auf Gottes Wort als Licht auf ihrem Lebensweg verlassen. Dr. Wright beschreibt diesen Weg auf logische und pragmatische Weise, untermauert mit der Heiligen Schrift, Beispielen aus dem wahren Leben und christlichen Lösungen. Unabhängig davon, wo Sie sich auf Ihrem Weg befinden oder über welches Wissen Sie derzeit verfügen, ist dieses Buch ein Muss!

Dr. Michael Costello
Professor im Fachbereich Ingenieurwesen
an der Southern Illinois University – Carbondale

Inhalt

Vorbemerkung (Haftungsausschluss)

Wir sehen uns nicht in Konkurrenz mit der Medizin, Psychiatrie oder einer kirchlichen Lehre, Überzeugung oder Praxis. Wir sind weder Teil der Medizin noch der Psychologie. Wir arbeiten daran, sie effektiver zu machen, weil wir glauben, dass viele menschliche Probleme im Grunde geistlicher Natur sind und entsprechende physiologische und psychologische Auswirkungen haben. Die Informationen in diesem Buch sind nur für Ihr Allgemeinwissen gedacht, um Ihnen einen Einblick in Krankheiten, ihre Probleme und mögliche Lösungen zu geben. Sie sind kein Ersatz für eine ärztliche Beratung oder Behandlung bei bestimmten Krankheiten oder Störungen. Wir diagnostizieren oder behandeln keine Krankheiten.

Bei speziellen Gesundheitsproblemen sollten Sie umgehend ärztliche Hilfe in Anspruch nehmen. Die Behandlungsmodalitäten für Ihre spezifischen Gesundheitsprobleme sind Sache zwischen Ihnen und Ihrem Arzt. Wir sind für die Krankheit oder Heilung einer Person nicht verantwortlich. Wir wenden die Heilige Schrift an und das, was sie zu diesem Thema sagt, zusammen mit dem, was die Medizin und die Wissenschaft in Übereinstimmung mit diesen Erkenntnissen beobachtet haben. Es gibt keine Garantie dafür, dass ein Mensch geheilt oder eine Krankheit verhindert wird. Die Früchte dieser Lehre werden sich aus der Anwendung der Prinzipien ergeben und aus der Beziehung zwischen einer Person und Gott. Wir stützen uns auf 2. Korinther 5,18-20, 1. Korinther 12, Epheser 4 und Markus 16,15-20.

Vorwort

Meine erste Begegnung mit der Arbeit von Dr. Henry Wright fand 2013 statt, als mir mein technischer Assistent in der Chirurgie ein Exemplar von Dr. Wrights Buch *A More Excellent Way*[1] schenkte. In den damals zwanzig Jahren, in denen ich als Dermatologe arbeitete, hatte ich verschiedene Theorien und Konzepte zu körperlichen Krankheiten aus der Psychologie, Ernährungslehre, Lebensstiländerung und östlichen Medizin angewandt. Diese Vorgehensweise wurde von meinen Patienten meist gut angenommen. Und doch hat nichts meine Berufung, durch das Wort des Herrn Jesus Christus zu arbeiten, so erhellt wie Dr. Wrights Erkenntnisse.

In seinem Buch erklärt er, dass wir alle die Liebe des Vaters brauchen. Wenn wir diese Liebe empfangen, können wir eine innere Veränderung erfahren. Der nächste Schritt besteht darin, sich der möglichen geistlichen Ursachen einer Krankheit bewusst zu werden, die beseitigt werden können, sobald sie erkannt sind. Dieser Prozess erfolgt durch Dr. Wrights „Acht Schritte zur Freiheit", zu denen das Anerkennen, die Übernahme von Verantwortung, die Umkehr, das Lossagen, das Entfernen, das Widerstehen, die Freude und die Wiederherstellung gehören.

Mitten in meinem Prozess, meine damaligen Vorstellungen, was medizinische Praktiken angeht, gegen Gottes Gebote abzuwägen, hatte ich mit einem ungelösten inneren Konflikt zu kämpfen. Infolgedessen entwickelte sich bei mir eine hintere Glaskörperabhebung, die zu einer Laseroperation an beiden Augen führte. Da mein Beruf darauf beruhte, gut zu sehen, hatte dieser Zustand große Auswirkungen auf meine berufliche Zukunft. Ich reiste nach Thomaston, Georgia, um an Dr. Henry Wrights *For My Life*[2]-Seminar teilzunehmen.

---

[1] Dt. Version: *Der herausragende Weg, in Gesundheit zu leben: Geistliche Wurzeln von Krankheit – Wege zur Ganzheit,* Edition Wortschatz 2015.

[2] „Für mein Leben".

Diese Entscheidung veränderte ein für alle Mal sowohl mein körperliches Wohlbefinden als auch meine medizinische Sichtweise. Während der Konferenz entdeckte ich nämlich, dass mein zugrundeliegendes geistliches Problem darin bestand, beim Menschen nach Antworten zu suchen, anstatt bei Gott. Der präventive Ansatz von Dr. Wright unterschied sich von dem, was ich in der Vergangenheit erlebt hatte. Er bezog die verwandelnde Kraft von Gottes Wort mit ein und nutzte das Wirken des Herrn, um Krankheiten nicht nur zu managen, sondern auch zu vermeiden. Sein Fokus auf Krankheitsvorbeugung und Heilung statt auf Krankheitsmanagement entsprach ziemlich genau der Richtung, die ich für mich und meine Patienten einschlagen wollte.

Seit dieser Konferenz sehe ich Patienten aus einer vom Heiligen Geist bestimmten Perspektive. Ich nutze meine medizinische Ausbildung, um eine Diagnose zu stellen und einen medizinisch ausgerichteten Behandlungsplan zu erstellen. Darauf folgt ein Gespräch über mögliche geistliche Ursachen der Krankheit, deren Aufdeckung hilfreich wäre, um einen Rückfall zu verhindern und die Hoffnung zu gewinnen, die Krankheit zu heilen. Mein Ziel ist es nun, so oft wie möglich die zugrunde liegenden geistlichen Ursachen der Krankheiten meiner Patienten aufzudecken. Die Patienten, die mir erlauben, diese nächste Stufe zu erreichen, also ihre Krankheit aus geistlicher Sicht zu verstehen, und denen ich die „Acht Schritte zur Freiheit" nahebringen kann, erleben wundersame Veränderungen.

Ich bin Gott unendlich dankbar, dass er Dr. Henry Wright dieses Wissen und diesen Einblick gegeben hat, um sie mit der Welt zu teilen. Ich kann mit voller Gewissheit sagen, dass seine Erkenntnisse nicht nur mein Leben, sondern auch das meiner Patienten verändert haben.

Ich kann Dr. Henry Wrights Buch *Die geistlichen Ursachen von Krankheiten* nur wärmstens empfehlen, damit Gott durch jeden geheilten Menschen verherrlicht wird. Ich glaube, dass Dr. Wrights Einblick in die geistlichen Ursachen und Verläufe einer Krankheit und sein Verständnis der „Acht Schritte zur Freiheit" es ermöglichen, die Notwendigkeit des Krankheitsmanagements zu minimieren und die Heilung von Krankheiten zu maximieren.

Ich bete, dass dieses Buch von Ärzten und anderen Personen gelesen wird, die normalerweise eher zögern, sich auf geistliche Erkenntnisse einzulassen, damit Patienten ihre körperlichen Beschwerden auf Basis der Liebe und Führung von Gott, dem Vater, Jesus, dem Wort, und dem Heiligen Geist überwinden können.

Barbara Schumann Bopp, M.D.
Zertifizierte Dermatologin

EINFÜHRUNG

Jenseits von Krankheitsmanagement

Warum sind wir krank?

Sowohl unter den Medizinern als auch in der Kirche gibt es sehr viele Missverständnisse in Bezug auf die Ursachen von Krankheiten beim Menschen. Dabei lassen sich die entscheidenden Antworten auf die Krankheiten und Probleme der Menschen schon seit über 3500 Jahren in der Bibel finden. Leider lesen die meisten Menschen die Bibel nicht, um diese Antworten zu entdecken.

Auf meinem Weg, Krankheiten zu verstehen, habe ich genau untersucht, was Gott in seinem Wort sagt. Ich habe auch viel Zeit damit verbracht, mich wissenschaftlich mit dem zu befassen, was er geschaffen hat. Das Studium des menschlichen Körpers ist sicherlich notwendig, um die Ursachen von Krankheiten zu finden. Es ist wichtig, das zu untersuchen, was Gott geschaffen hat, nicht nur das, was er gesagt hat.

Einige Leute haben mir vorgeworfen, ich sei gegen die Wissenschaft. In Wirklichkeit bin ich aber der Wissenschaft sehr zu Dank verpflichtet, da sie es mir ermöglicht hat, Eigenschaften und Prozesse des physischen Körpers zu verstehen, von denen ich sonst nichts gewusst hätte. Auch wenn ich nicht immer damit einverstanden bin, wie die Medizin mit Krankheiten umgeht, so bin ich doch dankbar für das, was ich von der Wissenschaft gelernt habe.

Die blinde Seite der Wissenschaft ist jedoch, dass Wissenschaftler und Mediziner nur das glauben, was sie sehen können. Um Antworten auf die Ursachen von Krankheiten zu finden, ist es aber wichtig, über das hinauszusehen, was wir mit unseren fünf physischen

Sinnen beobachten können. Die Bibel gibt uns einen viel größeren Einblick und ermöglicht uns genau das.

Auf meinem Weg, Krankheiten zu verstehen, habe ich auch entdeckt, dass sich die westliche Medizin darauf konzentriert, *die Symptome* von Krankheiten und Störungen mit Medikamenten, Therapien und Operationen zu *den Griff zu bekommen*. Bei dieser Vorgehensweise dreht sich alles um das „Krankheitsmanagement", also darum, die Krankheit unter Kontrolle zu halten. Dann gibt es noch die östliche Medizin mit ihren „natürlichen" oder alternativen Behandlungsmethoden. Sie beschäftigt sich damit, wie man verhindern kann, dass Krankheitssymptome auftreten. Aber keiner dieser Ansätze bedeutet echte Freiheit von der Krankheit selbst.

Wir bei *Be in Health® Global* haben Jahrzehnte damit verbracht, die *Ursachen von Krankheiten* zu erforschen, d. h. die *Probleme, die* die dazu führen, dass die Symptome hervorgerufen werden. Das ist wichtig für alle, die wissen wollen, *warum* sie krank sind. Ist es für uns als intelligente Lebewesen nicht sinnvoll, der Ursache auf den Grund zu gehen, die eine Krankheit überhaupt erst hervorrufen? Von dort aus können wir sie ausrotten!

In medizinischen Lehrbüchern wird eine große Anzahl von Krankheiten mit dem Namen der Krankheit, den betroffenen Körperteilen, der Diagnose, den Prognosen und den Protokollen aufgeführt. Am Ende dieser Artikel wird oft ein merkwürdiger Satz eingefügt: „Ätiologie unbekannt". *Ätiologie* bezieht sich auf die Grundursache. Mediziner können die Krankheit sehen, sie diagnostizieren und sie verfolgen, aber sie wissen oder verstehen nicht, was sie auslöst.

Mit Gottes Führung und Gnade habe ich Jahrzehnte damit verbracht, herauszufinden, was Krankheiten verursacht oder auslöst. Dieses Wissen hat dazu geführt, dass buchstäblich Tausende von Menschen auf der ganzen Welt von bestimmten Krankheiten und Syndromen frei werden konnten, weil sie sich mit den grundlegenden Problemen befasst haben, die den Ausbruch der Krankheit verursacht haben. In diesem Buch werden wir aufdecken, wie alles begann: was die geistlichen Ursachen von Krankheiten von Anfang an waren und wie sie uns heute beeinflussen, in unserem Geist, unserer Seele und unserem Körper. Wir werden die unsichtbaren Kräfte aufdecken, die Krankheiten von innen her auslösen, und wie wir sie überwinden können.

Obwohl es bei der Erforschung der geistlichen Ursachen von Krankheiten viel zu erfassen gibt, ermutigt uns die Bibel, von Grund auf zu lernen, eine Zeile und ein Gebot nach dem anderen: „*Wem soll er Wissen beibringen, und wem soll er die Lehre verständlich machen? ... Denn ein Gebot muss auf das andere folgen, ein Gebot nach dem anderen, ein Strich auf den anderen, hier ein wenig und dort ein wenig*" (Jesaja 28,9-10 KJV).

Das ist der Weg, den wir auf dieser Reise beschreiten werden. Dieses Buch führt Sie Schritt für Schritt durch die geistlichen Ursachen, die Krankheiten auslösen, stellt Fallstudien zu den Krankheiten vor und beschreibt Gottes Weg zur Heilung. Folgen Sie mir auf dieser Reise – dass Sie von Krankheiten frei werden, könnte davon abhängen!

Kapitel 1

Erkrankung: Zufall oder Absicht?

Geliebter, ich wünsche, dass es dir in allem wohlgeht und du gesund bist, wie es deiner Seele wohlgeht.

3. Johannes 1,2

Der dir all deine Schuld vergibt und all deine Gebrechen heilt.

Psalm 103,3

Manche Menschen denken, eine Krankheit zu bekommen sei so, als wäre man zur falschen Zeit am falschen Ort und es würde einen einfach erwischen. „Warum ist mir das passiert?"

Warum *ist* es Ihnen passiert? Warum sind Sie krank geworden? Es ist an der Zeit, die Antwort auf diese quälende Frage zu entdecken. Wenn die Bibel uns die oben aufgeführten Verheißungen von Gesundheit und Heilung gibt, warum leiden dann Christen an Krankheiten wie Krebs, Diabetes, Bluthochdruck, Morbus Crohn, Lupus oder Depressionen? Die Liste geht ja immer weiter. Um die Antwort zu finden, werden wir uns gemeinsam auf den Weg machen. Wir werden die geistlichen Ursachen von Krankheiten enthüllen und den Weg zu einem ganzheitlich heilen Leben entdecken – Geist, Seele und Körper.

Ich möchte gleich zu Beginn klarstellen, dass ich glaube, dass 80 Prozent aller Krankheiten und Syndrome eine geistliche Ursache haben. Sie sind ein vom Bösewicht, dem Satan, und seinem finsteren Reich geplante Aktion gegen uns. Dennoch wird der geistliche

Aspekt von Krankheiten von uns, unseren Ärzten und sogar von der Kirche übersehen. Ein Großteil der christlichen Kirche hat den Feind, der es auf unsere Zerstörung abgesehen hat, irgendwie vergessen. Sie hat vergessen, dass wir Unterscheidungsvermögen brauchen, um einen geistlichen Kampf gegen diesen Feind zu führen und ihn als das zu entlarven, was er ist – der Zerstörer.

Die gute Nachricht ist, dass Sie und ich die Fähigkeit zur Unterscheidung haben. Unterscheidungsvermögen kommt nicht aus dem Instinkt, sondern wird uns vom Heiligen Geist gegeben. Den wahren Grund für eine Krankheit zu erkennen, ist uns durch Gottes Wort möglich. Mit der Wahrheit des Wortes werden wir diese geplante Aktion namens Krankheit überwinden und das gesunde und lange Leben führen, das Gott uns versprochen hat. Wir können frei von Krankheit sein.

Was ist Wahrheit?

Gott möchte uns in unserem Geist, unserer Seele und unserem Körper Wahrheit und Freiheit schenken. *„Er aber, der Gott des Friedens, heilige euch durch und durch; Geist, Seele und Leib mögen euch unversehrt und untadelig erhalten bleiben bis zur Ankunft unseres Herrn Jesus Christus"* (1. Thessalonicher 5,23 ZÜR). Ich bete dafür, dass diese Reise der Erkenntnis, die wir unternehmen, Sie mit Frieden erfüllen und Ihnen das Verständnis und die Weisheit bringen werden, durch die Sie von allen Arten von Krankheiten frei werden.

Was ist Wahrheit? In der heutigen Welt, selbst in einigen Teilen des Christentums, wird Wahrheit als relativ angesehen. Sie wird durch die konfessionelle Zersplitterung in der Kirche und durch die humanistischen Meinungen von Männern und Frauen in der säkularen Gesellschaft verwässert. Die Bibel sagt uns jedoch eindeutig, dass die Wahrheit in der Heiligen Schrift von Gott inspiriert ist: *„Jede Schrift ist, als von Gott eingegeben, auch nützlich zur Belehrung, zur Widerlegung, zur Besserung, zur Erziehung in der Gerechtigkeit ..."* (2. Timotheus 3,16 REÜ). Sie ist nicht für persönliche Interpretationen offen: *„Bedenkt dabei vor allem dies: Keine Prophetie der Schrift wird durch eigenmächtige Auslegung wirksam"* (2. Petrus 1,20 REÜ).

Da die biblische Wahrheit absolut ist, sollten wir in der Lage sein, Gottes Wort gemeinsam zu studieren und zu denselben Schlussfolgerungen zu kommen, nicht wahr? Falsch! Leider gibt es in Kirchen und Gemeinden Menschen, die glauben, wir hätten uns von der Überzeugung, dass das Wort Gottes absolut und unveränderlich ist, „weiterentwickelt". Wenn wir also angeblich zu etwas „Besserem" übergegangen sind, dann habe ich dazu einige berechtigte Fragen! Warum befinden wir uns heute in einem solchen Schlamassel? Warum leiden so viele Söhne und Töchter des Vaters an genauso vielen Krankheiten wie die ganze Welt? Warum haben wir dieselben biologischen Krankheiten, dieselben psychischen Probleme?

Die Bibel ist das Wort Gottes. Die Bibelstellen über Heilung sind Verheißungen, die Gott in seinem Wort immer wieder gegeben hat. Warum sehen wir also heute so wenige Heilungen? Haben sich die Verheißungen Gottes geändert? Ist sein Wort fehlbar geworden? Niemals.

Die Verheißungen Gottes geben uns die Grundlage und den Glauben, um Krankheiten zu widerstehen. Wenn Sie die Verheißungen aus der Bibel wegnehmen, was bleibt dann noch? Nichts, worauf Ihr Glaube sich stützen könnte. Ihr Glaube kommt direkt aus dem Hören von Gottes unfehlbarem Wort: *„Also ist der Glaube aus der Verkündigung, die Verkündigung aber durch das Wort Christi"* (Römer 10,17).

Sie hören Gottes Wort, der Glaube erhebt sich in Ihrem Geist und Sie machen sich diesen Glauben zu eigen. Was ist Glaube? *„Was ist also der Glaube? Er ist die Grundlage unserer Hoffnung, ein Überführtsein von Wirklichkeiten, die man nicht sieht."* (Hebräer 11,1 NEÜ). Der Glaube ist die Grundlage der Dinge, die Sie jetzt noch nicht sehen können. Der Glaube ist für heute, der Glaube ist für jetzt. Heilung und Gesundheit sind für das Hier und Jetzt.

Worin besteht die Diskrepanz?

Worin besteht dann die Diskrepanz? Wenn Gottes Wort sagt, dass Heilung das Brot der Kinder ist (vgl. z. B. Matthäus 15,22-28), dass Jesus für den Fluch am Kreuz bezahlt hat (vgl. Galater 3,13) und dass wir durch seine Striemen bzw. Wunden geheilt werden (vgl. Jesaja 53,5), was ist dann mit uns geschehen? Warum erleben wir trotzdem keine Heilungen? Warum scheint es, als lebten wir unter einem Fluch? Viele Christen kennen die Antwort nicht und werden entmutigt. Zweifel schleichen sich ein, Unglaube macht sich breit und der Feind stürmt herein. Dann kommen Theologen mit verrückten Lehren daher, warum Gott heute nicht heilt – weil sie keine Antwort für die Menschen haben. Sie erfinden Dinge, die nicht in Gottes Wort stehen. Dinge, wie „Heilung ging mit den ersten Aposteln zu Ende" oder „Es ist Gottes Wille, uns durch Krankheiten zu prüfen".

Gott versucht nicht, Sie zu töten! Hosea 4,6 warnt uns: *„Mein Volk kommt um aus Mangel an Erkenntnis."* Gottes Volk leidet, weil es nicht über die Kenntnisse verfügt, die es braucht, um gesund zu sein. Ich führte eine kleine Sprachstudie über diese Worte in Hosea durch. Wenn Gott sagt: *„Mein Volk kommt um",* dann ist das eigentlich eine Gegenwartsform: „Mein Volk kommt gerade um aus Mangel an Erkenntnis." Wenn das Volk Gottes sozusagen im Präsens *zerstört wird,* dann gilt diese Warnung nicht nur für die Gläubigen des Alten Testaments. Auch die neutestamentliche Gemeinde wird in dieser Hinsicht vernichtet. Der Prophet Jesaja hat eine ähnliche Warnung ausgesprochen: *„Darum zieht mein Volk gefangen weg aus Mangel an Erkenntnis"* (Jesaja 5,13).

Ich habe mit Heiligen des Neuen Testaments zu tun, die Krankheiten haben. Ich habe mit Heiligen des Neuen Testaments zu tun, die Probleme mit der Seele haben. Ich habe mit Heiligen des Neuen Testaments zu tun, die ernste Probleme haben. Und bei vielen von ihnen weiß ich, warum. Auch Sie brauchen das Wissen, um den Grund zu kennen. Und genau darum geht es in diesem Buch.

Hier sind also einige Fragen, die wir beantworten müssen: Was ist die eigentliche Ursache von Krankheiten? Und wo können wir nach Lösungen suchen? Schauen wir uns zunächst einmal genauer an, was die Kirche und die medizinische Gemeinschaft über Krankheiten und Gebrechen sagen.

Was sagt die Kirche?

„Der Himmel ist ein besserer Ort"

In einigen Konfessionen und Denominationen finden sich die Christen mit der Krankheit ab. Sie sagen: „Wenn wir krank sind und sterben, wissen wir wenigstens, dass wir im Himmel an einem besseren Ort sein werden." Ja, es ist wahr, dass unsere Ewigkeit mit Christus unsere große Zukunft ist. Es gibt viel, worauf wir uns in der Ewigkeit freuen können! Aber Gott hat noch Pläne für sein Volk, während es auf dieser Erde ist, bevor es an der Zeit ist, sich ihm im Himmel anzuschließen. Deshalb betete Jesus: *„Dein Reich komme, dein Wille geschehe, wie im Himmel, so auf Erden!"* (Matthäus 6,10). Gott hat für jeden von uns eine Aufgabe, die wir auf dieser Erde erfüllen sollen.

Wenn ich lediglich höre, dass der Himmel ein besserer Ort ist, antworte ich: „Ihre Aufgabe ist es, die Erde zu einem besseren Ort zu machen, solange Sie noch hier sind. Ihre Aufgabe ist es, ein Sprachrohr Gottes zu sein. Ihre Aufgabe ist es, den Vater und den Herrn Jesus zu repräsentieren. Ihre Aufgabe ist es, die Werke des Teufels im Namen Jesu zu zerstören. Ihre Aufgabe ist es, Jünger zu machen. Ihre Aufgabe ist es, Gutes zu tun und alle um Sie herum zu heilen. Das ist Ihr Auftrag und Ihre Berufung."

Der Apostel Paulus schrieb an die Gemeinde in Philippi über genau diese Frage von Leben und Sterben:

> *Denn Christus ist mein Leben und das Sterben für mich nur Gewinn. Weil ich aber mehr für Christus erreichen kann, wenn ich am Leben bleibe, weiß ich nicht, was ich mir wünschen soll. Ich bin hin und her gerissen: Am liebsten würde ich schon jetzt sterben, um bei Christus zu sein. Das wäre das Allerbeste! Andererseits habe ich bei euch noch eine wichtige Aufgabe zu erfüllen* (Philipper 1,21-24 HFA).

Paulus sagt, dass es für die Gläubigen der Philipper unvorteilhaft wäre, wenn er gehen würde. Es wäre für Ihre Brüder und Schwestern in Christus wirklich unvorteilhaft, wenn Sie aufgrund einer

Krankheit vorzeitig zum Herrn gingen. Wir brauchen Sie. Wir brauchen uns gegenseitig. Die Kirche braucht gute, gesunde Söhne und Töchter des Vaters. Wir brauchen Ihre Liebe. Wir brauchen Ihre Gebete. Wir brauchen Ihren Glauben. Ohne Sie sind wir nicht dieselben. Sie sind ein Teil des Leibes Christi, und ich brauche Sie als Teil von mir.

Nehmen Sie das Wort Gottes an. Glauben Sie an das, was er sich für Sie an Gesundheit und Ganzheit wünscht. Leben Sie das volle Leben, das er Ihnen versprochen hat. Denken Sie daran, dass uns in den Psalmen ein langes Leben versprochen wird. *„Die Tage unserer Jahre sind siebzig Jahre, und, wenn in Kraft, achtzig Jahre ...“* (Psalm 90,10).

„Gott schickt Krankheiten, um uns zu prüfen"

Es gibt andere Christen, die glauben, dass Gott derjenige ist, der Krankheiten schickt, um uns irgendwie zu prüfen oder zu läutern. Aber die Bibel sagt, dass Gott sich Gesundheit für uns wünscht. Sein Wort in 3. Johannes 2 ist eindeutig: *„Geliebter, ich wünsche, dass es dir in allem wohlgeht und du gesund bist, wie es deiner Seele wohlgeht.“* Jesus selbst sagte: *„Ich bin gekommen, damit sie das Leben haben und es in Fülle haben“* (Johannes 10,10 REÜ). Zu diesem Leben im Überfluss gehört auch die Freiheit von Krankheiten. Ich möchte, dass Sie etwas verstehen: Gottes vollkommener Wille ist nicht, Sie zu heilen; sein vollkommener Wille ist, dass Sie nicht krank werden!

Wenn Menschen mir sagen, dass ihre Krankheit der Wille Gottes ist, muss ich fragen: „Warum sollte Gott Krankheit schicken? Warum sollte Gott zerstören, was er geschaffen hat?“ Als er nach der Schöpfung auf Adam und Eva herabblickte, sagte er: „Es ist sehr gut“ (vgl. 1. Mose 1,31). Er sagte nie: „Seht euch diese wunderbaren kranken Wesen an, die ich geschaffen habe!“ Gott gibt Christen also keine Krankheiten.

Was denkt die medizinische Gemeinschaft?

Was denkt die medizinische Gemeinschaft über die Ursache von Krankheiten? Die Wahrheit ist, dass selbst Ärzte bei vielen Krankheiten nicht die geringste Ahnung haben, warum sie auftreten. Genau wie die Kirche ist auch die medizinische Gemeinschaft ratlos, wie und warum viele Krankheiten entstehen. Aus diesem Grund steht in medizinischen Büchern bei einigen Krankheiten „unbekannter Ätiologie". Wie ich bereits erwähnt habe, bezieht sich das Wort *Ätiologie* auf den Ursprung. Es stammt aus dem Griechischen und bedeutet „Ursache" oder „einen Grund dafür geben". Der Begriff wird in der Medizin häufig verwendet, um sich auf die Ursache oder den Ursprung einer Krankheit zu beziehen. „Unbekannte Ätiologie" bedeutet einfach: „Wir kennen die Ursache dieser Krankheit nicht."

Zu den Krankheiten oder Syndromen, deren Ätiologie in der Wissenschaft unbekannt ist, gehören die Alzheimer-Krankheit, das chronische Erschöpfungssyndrom, die Fibromyalgie, das Reizdarmsyndrom und die Parkinson-Krankheit. Bei diesen und anderen Krankheiten, die als unheilbar gelten, ist das Beste, was die Medizin anbieten kann, ein „Krankheitsmanagement" mit einer Kombination aus Tabletten, Therapien und Operationen, um die Krankheit unter Kontrolle zu halten.

Ich möchte aber, dass Sie wissen, dass ich nichts gegen Ärzte habe; ich war auch schon bei Ärzten, wenn es nötig war. Und wie ich in der Einleitung geschrieben habe, bin ich auch nicht gegen die Wissenschaft. Ich habe Jahrzehnte damit verbracht, mich damit zu befassen, was die medizinische Wissenschaft über den komplizierten menschlichen Körper weiß, den Gott geschaffen hat. Ich bin dankbar für das, was die Wissenschaft mich über den Körper und Krankheiten gelehrt hat. Aber ich möchte Ihnen versichern, dass ich mich nicht mit dem Management von Krankheiten beschäftige. Mir geht es darum, Krankheiten mit Gottes Hilfe vorzubeugen und möglichst auszurotten! Ich möchte nicht für Ihr Management stehen, sondern für Ihre Freiheit! Und warum? Weil der Gott, dem ich diene, für Ihre Freiheit steht!

Was ist die eigentliche Ursache von Krankheiten?

Was *ist* nun also die Ursache für viele unserer Krankheiten? Die Ursache von 80 Prozent der Krankheiten ist geistlich und die Folge von Trennung auf drei Ebenen:

1. Trennung von Gott – von seiner Person, seiner Liebe und seinem Wort
2. Trennung von sich selbst
3. Trennung von anderen

Das müssen Sie genau beachten, denn diese Trennungen sind die geistliche Ursache so vieler Krankheiten, die uns plagen. Wenn 80 Prozent aller Krankheiten mit diesen Trennungen zu tun haben, dann beginnen 80 Prozent aller Heilungen mit der Versöhnung mit Gott (Vater, Sohn und Heiliger Geist), der Versöhnung mit sich selbst und der Versöhnung mit anderen. Lassen Sie mich wiederholen: *Heilung beginnt mit der Wiederherstellung Ihrer Beziehung zu Gott, zu sich selbst und zu anderen.*

Trennung bringt Krankheit

Die Menschheit – einschließlich der Christen – ist vor allem deshalb krank, weil wir *von Gott*, seinem Wort und seiner Liebe *getrennt* sind. Wir müssen wieder mit Gott in Einklang kommen und die Wahrheit annehmen, dass der Vater uns liebt. Glauben Sie, der Vater hätte seinen Sohn geschickt, um für uns zu sterben, wenn er uns nicht lieben würde? Jesus hat uns die tiefe Liebe des Vaters gezeigt, indem er am Kreuz für unsere ewige Erlösung gestorben ist. Die Bibel versichert uns, dass Gott uns liebt: *„...denn Gott ist Liebe ... Und wir haben erkannt und geglaubt die Liebe, die Gott zu uns hat. Gott ist Liebe, und wer in der Liebe bleibt, bleibt in Gott und Gott bleibt in ihm“* (1. Johannes 4,8.16). Um frei und geheilt zu werden, müssen Sie Gottes Wort glauben, dass er *Sie* wirklich *liebt.*

Was die *Trennung von uns selbst* betrifft, so habe ich in den letzten dreißig Jahren Tausende von Menschen gesehen, die intensiv mit Selbsthass, Selbstverachtung, Verbitterung gegen sich selbst und Schuldgefühlen gekämpft haben. Dies sind tief verwurzelte Lügen des Feindes, die viele Krankheiten mit sich bringen, insbesondere Autoimmunerkrankungen. Wenn Sie damit zu kämpfen haben, müssen Sie lernen, sich in Ihrer Beziehung zu Gott zu akzeptieren, sich so zu lieben, wie Gott Sie sieht, und sich nicht auf die Täuschung des Selbsthasses und der Schuldgefühle einzulassen. Gott liebt Sie! Er erklärt es in seinem Wort. Verleugnen Sie nicht die Wahrheit seiner Liebe zu Ihnen, indem Sie den Lügen des Feindes Glauben schenken.

Die Trennung von anderen öffnet geistlichen Krankheiten Tür und Tor. Das Wort Gottes mahnt uns: „... *achtet darauf, dass nicht jemand an der Gnade Gottes Mangel leidet, dass nicht irgendeine Wurzel der Bitterkeit aufsprosst und euch zur Last wird und durch sie viele verunreinigt werden*“ (Hebräer 12,15). Unversöhnlichkeit und Bitterkeit können tief in Ihrem Inneren zu einer Wurzel werden, die Ihre Mitmenschen verunreinigt und Ihren Körper sehr anfällig für Krankheiten macht. Schließen Sie Frieden mit Ihren Brüdern, Ihren Schwestern und allen anderen, die Sie verletzt haben.

In allen drei dieser geistlichen Trennungen findet der Feind unserer Seele Möglichkeiten, um Zerstörung zu bringen, denn „... *der Dieb kommt nur, um zu stehlen und zu schlachten und zu verderben*“ (Johannes 10,10). Wenn wir uns auf die Lügen des Feindes einlassen, leiden wir am Ende unter ihm. Die Bibel warnt uns davor, „*die Absichten* [Satans] *nicht zu kennen*“ (vgl. 2. Korinther 2,11). Mit „Absichten“ sind hier die Methoden oder Praktiken gemeint, durch die er zu zerstören versucht. Sie müssen wissen, wie der Feind vorgeht. Sie müssen seine Absichten verstehen, damit Sie ihm in Ihrem Leben einen Riegel vorschieben können!

Wie Sie im Verlauf dieses Buches erfahren werden, sind die wichtigsten Ursachen von Krankheiten Elemente aus Satans Reich der Finsternis: Bitterkeit, Anschuldigungen, Neid und Eifersucht, Angst, Sorge und Stress, Wut und Feindseligkeit, Ablehnung, Scham, lieblose Geister, Selbsthass, Okkultismus und Süchte. Meine Lebensaufgabe ist es, die Wahrheit über diese geistlichen Ursachen der Krankheit an so viele Menschen wie möglich weiterzugeben. Das ist es, was ich auf den Seiten dieses Buches zu tun gedenke. Doch zunächst müssen wir einige Grundlagen schaffen, um zu verstehen, wie diese Krankheitsursachen in unsere Welt gelangt sind.

Wo haben Krankheiten ihren Anfang genommen?

Wissen Sie, wie viele Krankheiten es gibt? Es wurden über dreitausend gesundheitliche Störungen und Krankheiten identifiziert! Woher kommen sie alle? Sie kommen nicht von Gott. Als er den Menschen schuf, schuf er etwas, das sehr gut war; aber dann kam etwas dazwischen, etwas, das nicht gut war.

Der Erzengel Luzifer, der gegen Gott rebelliert hatte und mit seinen Anhängern aus dem Himmel geworfen worden war, sorgte für diese Störung, indem er die ersten Menschen dazu verleitete, gegen ihren Schöpfer zu rebellieren. Hören Sie gut zu: Wenn ein ehemaliger Erzengel, der von dem Tag an, an dem er erschaffen wurde, vollkommen war (vgl. Hesekiel 28,15), gegen Gott rebellieren konnte, dann ist jedes geschaffene Wesen zur Rebellion fähig. Der Mensch rebellierte also ebenfalls. Tod und Krankheit kamen auf diesen Planeten wegen des Ungehorsams eines Menschen (Adams) (vgl. Römer 5,12-21).

Fangen wir also ganz am Anfang an, mit Adam und Eva.

Wie lange waren Adam und Eva im Garten Eden, bevor sie sündigten? Das wissen wir nicht genau. Manche Menschen glauben, dass alles an nur einem Tag geschah: Adam wurde erschaffen, Eva wurde an seine Seite gebracht, sie wurden versucht, sie sündigten. Die Bibel sagt uns jedoch nicht, wie lange Adam und Eva dort mit Gott lebten. Sie könnten bis zu tausend Jahre lang im Garten gewesen sein.

Adam wandelte schon „in der Kühle des Abends“ mit seinem Schöpfer, noch bevor Eva auf der Bildfläche erschien. In Lukas' Geschlechterfolge wird Adam „Sohn Gottes“ genannt: *„... der war Sohn des Enosch, der war Sohn des Schet, der war Sohn des Adam – der war Sohn Gottes“* (Lukas 3,38 ZÜR). Adam wurde kurz vor der Erschaffung Evas von Gott das erste Gesetz gegeben: *„Und der HERR, Gott, gebot dem Menschen und sprach: Von jedem Baum des Gartens darfst du essen; aber vom Baum der Erkenntnis des Guten und Bösen, davon darfst du nicht essen; denn an dem Tag, da du davon isst, musst du sterben!“* (1. Mose 2,16-17).

War dieser „Gartenbibelvers“ so schwer auswendig zu lernen? Er war nur zwei Verse lang! „Der Baum dort drüben, diese Frucht, iss nicht von der Frucht! Denn an dem Tag, an dem du von der Frucht isst, wirst du sicherlich sterben.“ Vielleicht hat Adam diese Verse nicht besonders gut an Eva weitergegeben. Wir wissen, dass beide diesem ersten Gesetz Gottes nicht gehorchten. Dann kam der Tod, oder wie ich es nenne, *die Verkürzung der Lebenserwartung.*

Satan, der große Verführer

Als Satan im Garten Eden Eva versuchte, veränderte er das Wort Gottes. *„Und die Schlange war listiger als alle Tiere des Feldes, die der HERR, Gott, gemacht hatte; und sie sprach zu der Frau: Hat Gott wirklich gesagt: Von allen Bäumen des Gartens dürft ihr nicht essen?"* (1. Mose 3,1). Nachdem Eva ihm versichert hatte, dass es nur einen Baum gab, von dem sie nicht essen durften, stellte Satan Gottes Wort erneut in Frage. *„Da sagte die Schlange zur Frau: Keineswegs werdet ihr sterben! Sondern Gott weiß, dass an dem Tag, da ihr davon esst, eure Augen aufgetan werden und ihr sein werdet wie Gott, erkennend Gutes und Böses"* (1. Mose 3,4-5).

Satan hatte zu Gottes Worten etwas hinzugefügt und etwas von ihnen weggenommen. Er sagte, Gott habe nicht wirklich gesagt, dass sie sterben würden. Dann präsentierte er die ultimative Versuchung, nämlich dieselbe, wegen der er aus dem Himmel geworfen worden war: der *Wunsch, so zu sein wie Gott* (vgl. Jesaja 14,14). Er sagte: „Eva, wenn ihr von dieser Frucht esst, werdet ihr wie Gott sein." Die tatsächliche Wahrheit war aber, dass sie wie *Teufel* sein würden, die Gut und Böse kennen. Bis zu diesem Zeitpunkt hatten Adam und Eva nicht gewusst, was das Böse ist. Alles, was sie umgab, war von Gott und war immer gut.

Eva wollte so weise sein wie Gott; sie wollte alles wissen. (In Wirklichkeit ist das Bedürfnis, alles zu wissen, einschließlich der Zukunft, die Grundlage für die okkulte Praxis der Wahrsagerei.) Also brach sie die Frucht ab, aß sie und reichte sie dann ihrem Mann, wobei sie wahrscheinlich die Lüge des Feindes wiederholte: „Wir werden nicht sterben; unsere Augen werden für Gut und Böse geöffnet und wir werden weise sein. Es wird uns weise machen." Und sie aßen. Sobald sie von der Frucht gegessen hatten, wurden ihre geistlichen Augen geöffnet, und in diesem Moment überflutete sie das Böse. Als ihre Augen geöffnet wurden, sahen sie ihre Nacktheit. Adam und Eva hatten eine enge Beziehung zu Gott gehabt, aber jetzt hatten sie Angst vor ihm. Adam, der Sohn Gottes, hatte plötzlich Angst vor dem Einen, mit dem er immer in der Kühle des Abends spazieren gegangen war.

Als der Abend nahte, war es Zeit für den Herrn, sich mit ihnen zu treffen. Adam wandte sich an seine Frau und sagte: „Es ist Zeit für den Herrn. Sieh uns an. Wir sind so böse. Besser, wir verstecken uns." Also rannten sie los und versteckten sich im Gebüsch. Der Herr kam, um nach ihnen zu sehen, aber sie waren nicht da. Er rief: „Wo bist du, Adam?" Schließlich hatte Adam genug Mut, um zu antworten: „Hier sind wir, Herr!" „Wo, Adam?" „Hier draußen im Gebüsch." „Warum bist du da draußen im Gebüsch, Adam?" „Ich verstecke mich vor dir, Herr." „Warum versteckst du dich vor mir, Adam?" „Weil wir nackt sind, Herr."

Hören Sie nun auf die Worte des Herrn in 1. Mose 3,11: *„Wer hat dir erzählt, dass du nackt bist?"* Gott wusste, warum sie sich versteckt hatten, und er kannte auch die Antwort auf seine Frage. Er wusste, wer sich in seine perfekte Schöpfung eingemischt hatte, mit dem einzigen Ziel, sie zu zerstören. Gott wusste, wer Adam und Eva Gedanken der Angst, der Schuld und der Scham einflößte. Aber er wollte wissen, ob Adam wusste, wer gekommen war, um ihn und seine perfekte Gemeinschaft mit Gott zu zerstören.

So begann der Weg von Adam und Eva, auf dem sie von allen Versuchungen des Reiches Satans überflutet wurden. Als die erste Versuchung kam, gingen sie darauf ein und befolgten sie, und sie wurde Teil ihrer Persönlichkeit. Und so wurde sie von Generation zu Generation weitergegeben. Der Tod wurde von Generation zu Generation weitergegeben. Selbst diejenigen, die nicht auf die gleiche Weise sündigten wie Adam und Eva, erbten denselben Fluch des Todes (vgl. Römer 5,12-14). Auch Krankheiten wurden von Generation zu Generation weitergegeben, und auch heute noch kämpfen wir mit Versuchungen und Krankheiten.

Gott sei Dank, hatte er einen anderen Plan. Er hatte den Plan, durch seinen Sohn Jesus ein Volk zu erlösen, das ihn lieben würde. Er hatte einen Plan für die Menschen, die sich entscheiden würden, nicht auf den Teufel zu hören. Er hatte einen Plan für die Menschen, die der Versuchung widerstehen würden. Gott hat uns einen Plan für unsere Erlösung durch Jesus Christus gegeben. Er hat uns auch einen

Plan gegeben, wie wir den Feind in unserem Leben besiegen können. Warum also halten sich Christen nicht immer an diesen Plan?

Geistliche Kampfführung und die Kirche

Die Bibel ist eindeutig, dass unser Kampf nicht gegen Fleisch und Blut gerichtet ist: *„Denn unser Kampf ist nicht gegen Fleisch und Blut, sondern gegen die Gewalten, gegen die Mächte, gegen die Weltbeherrscher dieser Finsternis, gegen die geistigen Mächte der Bosheit in der Himmelswelt"* (Epheser 6,12).

Ihr Kampf ist nicht gegen andere gerichtet, nicht einmal gegen Sie selbst. Denn Sie kämpfen gegen ein verborgenes, böses Reich voller Gewalten, Mächte, Weltbeherrscher der Finsternis und geistiger Mächte der Bosheit in der Himmelswelt. Das ist Ihr Kampf. Genau wie Adam kämpfen Sie gegen einen Feind, der Sie zu seinem Ebenbild formen will, aber dieses Ebenbild ist das Ebenbild des Todes. Das Bild von Christus ist das Bild des Lebens. Das Bild des Todes ist das, was Adam und Eva angenommen haben. Sie müssen lernen, sich das Bild des Lebens zu eigen zu machen.

Erinnern Sie sich an die Bibelstelle aus Hosea 4,6: *„Mein Volk kommt um aus Mangel an Erkenntnis"*? Wir haben gelernt, dass Gott in diesem Vers nicht nur zu den Heiligen des Alten Testaments gesprochen hat. Ich sehe den gleichen Mangel an Wissen in der heutigen Kirche.

Die Menschen haben keine Ahnung von geistlicher Kampfführung. Die geistliche Welt ist ein Ort, an dem intelligente Wesen existieren, die keine Körper im physischen Sinne haben. Es gibt zwei Teile dieser unsichtbaren Welt, zwei Reiche. Es gibt den Teil, über den der Vater herrscht, das Reich Gottes bzw. den Himmel. Der Himmel ist nicht weit weg; er befindet sich in einer anderen Dimension, lediglich auf der anderen Seite dessen, was wir sehen können.

Und dann gibt es noch ein weiteres Reich in der Geisterwelt, das von gefallenen Wesen bewohnt wird, die von dem Ex-Erzengel Luzifer, auch Satan genannt, regiert werden. Dieses Reich wird in der Bibel eindeutig identifiziert. Jesus hat mehr als einmal davon gesprochen. *„Und wenn der Satan den Satan austreibt, so ist er mit sich selbst entzweit. Wie wird denn sein Reich bestehen?"*

(Matthäus 12,26). Auch die Apostel sprachen davon, wie z. B. in der Aussage von Paulus aus Römer 6, die wir oben gelesen haben.

Wir müssen die Kampfführung zwischen diesen Königreichen verstehen. Im Militär werden die Soldaten für den Kampf ausgebildet. Sie werden darin geschult, ihren Feind zu kennen und die Waffen und Taktiken einzusetzen, die nötig sind, um ihn zu besiegen. Wir sollten die Ausbildung, die wir brauchen, von der Kirche erhalten, aber das geschieht meist nicht. Das Problem ist, dass ein Großteil der christlichen Kirche im finsteren Mittelalter steckt, wenn es darum geht, die geistlichen Ursachen von Krankheiten zu verstehen. Sie versteht die geistliche Kampfführung nicht. Sie lehrt keine Kampfführung. Einige Kirchen lehren nicht einmal, wie man dem Teufel widerstehen kann. Wir verstehen es nicht, also sind wir Opfer unserer Unwissenheit.

Heilung für den ganzen Menschen

Wir müssen auch die Wahrheit darüber lernen, wie der Feind den ganzen Menschen angreift – unseren Geist, unsere Seele und unseren Körper. Christen müssen verstehen, dass wir dreieinige Wesen sind. *„Er aber, der Gott des Friedens, heilige euch durch und durch; Geist, Seele und Leib mögen euch unversehrt und untadelig erhalten bleiben bis zur Ankunft unseres Herrn Jesus Christus"* (1. Thessalonicher 5,23 ZÜR). Das bedeutet, dass *Geist, Seele und Körper* zu seiner Ehre geheiligt werden sollen.

Warum ist das wichtig? Sie sind ein Geist, Sie haben eine Seele und Sie leben in einem Körper; Sie sind ein dreieiniges Wesen. Den Körper kann man mit einem Haus vergleichen – einige von uns haben ein schickes Dach, andere haben ein Strohdach und wieder andere haben gar kein Dach. Wir konzentrieren uns gerne aufs Äußere. Es ist prinzipiell nichts falsch daran, dass Sie sich um Ihr äußeres Haus kümmern. Schließlich streichen wir unsere Häuser, bringen Fensterläden an, pflanzen Blumen um sie herum und genießen die Schönheit.

Aber die Wahrheit ist, dass Ihr wahres Ich nicht Ihr physischer Körper ist, ganz gleich, wie sehr Sie ihn künstlich aufmotzen oder wieviel Make-up Sie verwenden! Irgendwie vergessen wir das, denn das ist es, was wir sehen. Wir werden zum Produkt unserer fünf physischen Sinne. Sie werden jedoch von mehr beeinflusst als nur von dem, was Sie mit diesen Sinnen wahrnehmen. Sie werden auch von innen her beeinflusst, auf der geistlichen Ebene. Das ist der Teil, den zu viele Menschen in der Kirche nicht verstehen. Unser ganzer Mensch muss gesund gemacht werden.

In der Kirche brauchen wir *„Ganzheitszentren"*, also Orte, an denen unser Geist, unsere Seele und unser Körper geheilt werden können und an denen unsere Beziehung zu Gott, zu uns selbst und zu anderen geheilt werden kann. Jede Ortsgemeinde sollte ein Ganzheitszentrum sein, in dem wir geheilt werden. Die medizinische Welt versteht Gott nicht und weiß nicht, wie er uns heilen und ganz machen will. Wenn Menschen mit Krankheit zu tun haben, suchen sie oft nur menschliche Hilfe, um mit Medizin und Therapien von den Auswirkungen des Reiches der Finsternis „geheilt" zu werden. Das ist nicht Gottes Bestes für seine Kinder. Das ist lediglich Krankheitsmanagement. Wir wollen Krankheiten aber nicht nur managen, sondern *frei* von ihnen werden.

Die Ganzheit, die Gott uns schenken möchte, wird in der obigen Bibelstelle definiert, wo es heißt: *„... Geist, Seele und Leib mögen euch unversehrt und untadelig erhalten bleiben ..."* Die Kirche sollte sich um das Reich Gottes kümmern und ihm seinen Platz zurückgeben. Aber das ist sehr schwierig, wenn wir Geist, Seele und Körper nicht verstehen und wenn wir nicht erkennen, dass Krankheit ein geplantes Ereignis des Feindes unserer Seele ist.

Mein Wunsch ist es, Ihnen die Augen für Gottes Wahrheit zu öffnen, wie wir von Krankheit frei werden. Ich möchte, dass Sie sich mir auf diesem Weg der Freiheit anschließen. Ich möchte, dass Sie sich auf das Leben einlassen. Ich möchte, dass Sie alles besiegen, was Gott hasst. Ich möchte Ihnen nicht die Fälschung des Humanismus anbieten, sondern die Wahrheit aus Gottes Wort. *„Ihr werdet die Wahrheit erkennen, und die Wahrheit wird euch frei machen"* (Johannes 8,32). Ich möchte, dass Sie frei von den Fesseln und dem Fluch der Krankheit leben.

Satan hat vielleicht seine Pläne oder Taktiken, aber Gott wird uns zeigen, wie wir ihn besiegen und gesund sein können. Im nächsten Kapitel wollen wir der Frage nachgehen: „Ist Krankheit ein Segen oder ein Fluch?"

KAPITEL 2

Ist Krankheit ein Segen oder ein Fluch?

Ich habe dir Leben und Tod, Segen und Fluch vor Augen gestellt; darum wähle das Leben.

5. Mose 30,19

Mose stand vor Hunderttausenden von Israeliten, so wie er es schon unzählige Male zuvor auf ihrer vierzigjährigen Reise durch die Wüste getan hatte. Doch dieses Mal war es anders. Mose war am Ende seines langen Lebens angelangt und Gott hatte ihm aufgetragen, in seiner Abschiedsrede einige wesentliche Dinge zu sagen.

Der Herr hatte eine Botschaft für die Israeliten, wie sie leben sollten, sobald sie das gelobte Land ohne Mose als Führer betreten hatten. Sie sollten also gut zuhören! Die Botschaft war auch eine Warnung. Gott stellte sie vor die Wahl zwischen Segen und Fluch, zwischen Gesundheit und Krankheit.

---

*Ich rufe heute den Himmel und die Erde als Zeugen gegen euch auf: **Das Leben und den Tod** habe ich dir vorgelegt, **den Segen und den Fluch!*** (5. Mose 30,19).

Mose gibt uns in 5. Mose 28 die Details dieser Segnungen und Flüche. Er offenbart die Wahrheit Gottes, die wir alle über die geistlichen Ursachen von Krankheiten wissen müssen.

> ***Und es wird geschehen, wenn*** *du der Stimme des HERRN, deines Gottes, genau gehorchst, dass du darauf achtest, all seine Gebote zu tun, die ich dir heute befehle, dann wird der HERR, dein Gott, dich als höchste über alle Nationen der Erde stellen. Und* ***alle diese Segnungen*** *werden über dich kommen und werden dich erreichen, wenn du der Stimme des HERRN, deines Gottes, gehorchst* (5. Mose 28,1-2).

Achten Sie auf das, was Gott verspricht! Sein Volk wird die *„als höchste über alle Nationen der Erde"* gestellt sein, und es wird von mehr Segnungen „erreicht" werden, als es zählen kann. In den nächsten zwölf Versen liefert Mose eine Liste von Segnungen, die sie erreichen werden: Segnungen in ihren Städten und auf ihrem Land, Segnungen in ihren Familien und auf ihren Feldern, Segnungen in ihren Kämpfen und in ihrer Gesundheit, wenn sie nur auf den Herrn hören und ihm gehorchen werden. Was für ein Versprechen! Wenn sie nur hören und gehorchen.

Aber Moses Botschaft ist damit noch nicht zu Ende. Er schließt eine Warnung an und hofft, dass sie diese niemals vergessen werden. Hier ist Gottes Wort von der anderen Seite der Medaille:

> ***Es wird aber geschehen,*** *wenn du der Stimme des HERRN, deines Gottes, nicht gehorchst, sodass du nicht darauf achtest, all seine Gebote und seine Ordnungen zu tun, die ich dir heute gebiete, dann werden* ***all diese Flüche*** *über dich kommen und dich erreichen* (5. Mose 28,15).

In den nächsten *dreiundvierzig Versen* beschreibt Mose die Flüche – die katastrophalen Ereignisse und die Krankheiten –, die Gottes auserwähltes Volk heimsuchen werden, sollten sie sich entscheiden, nicht auf ihn zu hören und seine Gebote nicht zu befolgen. Durch ihren Ungehorsam werden sie sich für Flüchen öffnen … und viele dieser Flüche sind Krankheiten.

Ist die Botschaft von Mose prophetisch?

In 5. Mose 28,1 erklärt Mose: *„Es wird aber geschehen ...“* Ist das prophetisch? Und ob! Diese Stelle ist prophetischer als alles andere in der Bibel. Es gibt keine prophetischere Aussage als *„Es wird geschehen ...“*. Ist dieses prophetische Versprechen nun an Bedingungen geknüpft? Ja, das ist sie. Heutzutage will niemand mehr etwas an Bedingungen knüpfen, aber Gott hat Bedingungen. Er setzt die Maßstäbe, und es liegt in unserer Verantwortung, auf diese einzugehen. *„Diese Segnungen werden über dich kommen und dich erreichen, **wenn** ...“* Da ist wieder dieses Wort „wenn“: *„... **wenn** du der Stimme des HERRN, deines Gottes, genau gehorchst.“*

In Vers 15 wiederholt Mose die Worte *„Es wird geschehen“*, und wieder ist es prophetisch. Wie lautet das nächste Wort? *„Wenn“*. „Wenn“ ist immer eine Bedingung, also ist das prophetische Wort an eine Bedingung geknüpft: *„**Wenn** du der Stimme des HERRN, deines Gottes, nicht gehorchst, sodass du nicht darauf achtest, all seine Gebote und seine Ordnungen zu tun, die ich dir heute gebiete, dann werden **all diese Flüche** über dich kommen und dich erreichen.“*

Ich möchte, dass Sie von Anfang an etwas verstehen: Ich bin nicht für Gesetzlichkeit, ich bin nicht für das „Gesetz“ des Alten Testaments. Mir geht es um etwas, das sich Herzensänderung nennt. Mir geht es darum, dass wir das Wort Gottes verstehen, denn es ist die Wahrheit, und diese Wahrheit befreit uns von Krankheiten. Manche Leute werden sagen: „Aber Henry, du liest aus dem Alten Testament, und das gilt nicht für uns heute. Wir stehen unter einem neuen Bund mit Gott.“

Ja, wir stehen unter einem neuen Bund, aber es gibt einige Dinge, die sich zwischen dem alten und dem neuen Bund nicht geändert haben. Im Alten Testament sagt Gott zu seinem Volk, er werde Barmherzigkeit an *denen* üben, *„die mich lieben und meine Gebote halten“* (5. Mose 5,10). Was sagt Jesus im Neuen Testament zu seinen Jüngern über dasselbe Thema? *„Wenn ihr mich liebt, so werdet ihr meine Gebote halten“* (Johannes 14,15). Und in 1. Johannes 5,3 heißt es: *„Denn dies ist die Liebe zu Gott: dass wir seine Gebote halten; und seine Gebote sind nicht schwer.“* In der neutestamentlichen Gemeinde fordert Gott uns immer noch auf, seine Gebote zu befolgen, weil sie sein Wille sind und weil sie zu unserem Wohl und zu unserem Schutz erlassen wurden.

Was genau ist ein Fluch?

Gott sagte, dass Flüche über sein Volk hereinbrechen würden, wenn es seine Gebote nicht befolgte. Aber was genau ist ein Fluch?

In der Kirche, in der ich aufgewachsen bin, glaubte man, dass das Wort *Fluch* im Alten Testament vorkommt, aber nicht im Neuen Testament. Vielleicht haben Sie die gleiche Erfahrung gemacht. Doch als ich mir all die Dinge ansah, die im Alten Testament als Fluch bezeichnet werden, und erkannte, dass viele Heilige des Neuen Testaments in ihrem Leben dieselben Dinge erlebten, begann ich, die Bedeutung des Begriffs „Fluch" neu zu untersuchen.

Jede Art von Krankheit, die der Menschheit bekannt ist, findet sich in jenen Versen von 5. Mose 28, und Gott nannte sie die Folge eines Fluchs. Das schließt alles ein, bis hin zu Hämorrhoiden, Wahnsinn, Angstzuständen und Qualen. Ich erkannte, dass die gleichen Krankheiten viel zu viele der heutigen Gläubigen plagten. Sie hatten Autoimmunerkrankungen, Depressionen und unheilbare Krankheiten. Am Morgen wünschten sie sich von Gott, es wäre Nacht, und in der Nacht wünschten sie sich, es wäre Morgen:

> *Am Morgen wirst du sagen: Wäre es doch Abend!, und am Abend wirst du sagen: Wäre es doch Morgen! – wegen des Zitterns deines Herzens, mit dem du zitterst, und wegen des Anblicks dessen, was deine Augen erblicken müssen* (5. Mose 28,67).

Diese Gläubigen waren voller Angst und Qualen und hatten alle möglichen Erkrankungen. Ich dachte mir: „Warum werden diese psychologischen und biologischen Erkrankungen im Alten Testament als Fluch bezeichnet, aber dieselben Dinge, die bei den Bundesheiligen des Neuen Testaments auftreten, werden nicht als Fluch bezeichnet?"

Ich begann andere Christen zu fragen: „Warum werden Krankheiten heute nicht als Fluch betrachtet?" Ihre Antwort war: „Es sind einfach nur Krankheiten." Ich beschloss, meine Frage ein wenig anders zu stellen: „Ist die Krankheit ein Segen oder sonst etwas?" Ich konnte das Wort *Fluch* nicht verwenden, also benutzte ich „sonst etwas". Oder ich fragte ganz unverblümt: „Glauben Sie, dass Krankheit ein Segen ist?" Je nachdem, in welchem Bereich des Christentums ich fragte, antworteten einige mit Ja und erklärten: „Es ist Gottes Segen. Sie ist mein Stachel im Fleisch. Seine Gnade ist ausreichend für mich." Andere antworteten: „Nein, es ist kein Segen. Aber ich weiß nicht, wie ich es nennen soll."

Ich meine das sehr ernst. Die Kirche ist voll von jedem Werk des Teufels, das in 5. Mose 28 als Fluch bezeichnet wird. Krankheiten, Syndrome, Depressionen, Angstzustände, familiäre Zwietracht, Verlust des Arbeitsplatzes – es ist alles dabei. Unser Leben wird angegriffen, nicht nur unser Körper.

Was bewirkt ein Fluch?

Ich beschloss damals, eine kleine Wortstudie des hebräischen Wortes *Fluch* anhand von 5. Mose 28 durchzuführen. Auch Sie können das mit einer Konkordanz tun. Das erste Wort, das ich für die Bedeutung von *Fluch* fand, war *Schmähung*. In dem Moment kam mir eine Bibelstelle aus dem Neuen Testament in den Sinn. Jesus sagte: *„Der Dieb kommt nur, um zu stehlen und zu schlachten und zu verderben. Ich bin gekommen, damit sie Leben haben und es in Überfluss haben"* (Johannes 10,10). Dieser Dieb, Satan, ist der Feind in unserem Leben.

Dann vertiefte ich die Wortstudie weiter und stieß auf Folgendes: Ein Fluch ist die *Abschwächung* des Segens. Das Wort *Abschwächung* bedeutet „Verringerung" oder „Reduzierung". Der Bösewicht, der Satan, kommt also, um den Segen Gottes zu schmälern, zu verringern oder ihm seine Kraft zu nehmen. Der Fluch ist das Werk dieses Bösewichts. Schmähung bedeutet, dass der Bösewicht unsere Segnungen einschränkt!

Wann kann ein Fluch Christen treffen?

Das wirft eine neue Frage auf: „Können Christen heute von Flüchen betroffen sein?“ Die Bibel sagt uns, dass uns ein Fluch ohne Ursache oder ohne einen Grund für seine Existenz nicht treffen kann. *„Wie der Sperling hin und her flattert, wie die Schwalbe wegfliegt, so ein unverdienter Fluch: Er trifft nicht ein“* (Sprüche 26,2).

Hat Christus nicht den Fluch von Adam und Eva durch seinen Tod am Kreuz beendet? *„Christus hat uns losgekauft von dem Fluch des Gesetzes, indem er ein Fluch für uns geworden ist – denn es steht geschrieben: ‚Verflucht ist jeder, der am Holz hängt!‘“* (Galater 3,13). Ja, das hat er getan, und durch seinen Tod und seine Auferstehung hat er es uns ermöglicht, in Gerechtigkeit und Ganzheit zu leben.

Wie können dann Christen, die mit dem Blut des Lammes bedeckt sind, unter der Last eines Fluchs stehen? Weil die Auswirkungen des Fluchs *eine Folge des Ungehorsams gegenüber Gottes Wort* sind, und Christen können gegenüber Gottes Wort genauso ungehorsam sein wie die Gläubigen des Alten Testaments. Flüche können kommen, weil wir ihnen die Erlaubnis dazu geben!

Ich spreche hier allerdings nicht davon, dass Christen von einem bösen Geist besessen sind. Ich spreche nicht davon, dass Sie Ihr Seelenheil verlieren. Ich spreche von der Knechtschaft gegenüber dem Feind. Ich spreche davon, dem Gesetz der Sünde zu dienen, anstatt dem Gesetz Gottes.

Ein Fluch, der keine Ursache hat, *kann* einen Christen *nicht* treffen. Aber ein Fluch *kann* uns treffen, wenn wir dem Bösewicht, der hinter dem Fluch steckt, die Erlaubnis geben, in unserem Leben Unheil anzurichten. Satan hat nicht alle Macht. Er kann uns nur mit unserer Erlaubnis beeinflussen. Wie geben wir dem Teufel diese Erlaubnis? *Indem wir Gott und seinem Wort nicht gehorchen und stattdessen dem Gesetz der Sünde gehorchen.*

Paulus' Kampf mit der Sünde

In Römer 7 erklärt der Apostel Paulus, dass in jedem von uns ein Kampf tobt zwischen der Befolgung von Gottes Wort und der

Befolgung des Gesetzes der Sünde. Obwohl Paulus ein überzeugter Anhänger Christi war, gestand er, dass in seinem Inneren ein Kampf herrschte, in dem zwei Gesetze um seine Seele kämpften: das Gesetz Gottes und das Gesetz der Sünde.

> *Denn das Gute, das ich will, übe ich nicht aus, sondern das Böse, das ich nicht will, das tue ich. Wenn ich aber das, was ich nicht will, ausübe, so vollbringe nicht mehr ich es, sondern die in mir wohnende Sünde. Ich finde also das Gesetz, dass bei mir, der ich das Gute tun will, nur das Böse vorhanden ist. Denn ich habe nach dem inneren Menschen Wohlgefallen am Gesetz Gottes. Aber ich sehe ein anderes Gesetz in meinen Gliedern, das dem Gesetz meines Sinnes widerstreitet und mich in Gefangenschaft bringt unter das Gesetz der Sünde, das in meinen Gliedern ist. Ich elender Mensch! Wer wird mich retten von diesem Leibe des Todes? – Ich danke Gott durch Jesus Christus, unseren Herrn! Also diene ich nun selbst mit dem Sinn dem Gesetz Gottes, mit dem Fleisch aber dem Gesetz der Sünde* (Römer 7,19-25).

Dieser Kampf zwischen dem Gesetz der Sünde und dem Gesetz Gottes fand in Paulus statt, und er findet auch heute noch in uns statt. Erzählen Sie mir nicht, dass Sie nicht vom Gesetz der Sünde versucht werden oder dass Sie in Bezug auf die Überwindung der Versuchung stärker sind als Paulus! Das Gesetz der Sünde kommt zu jedem von uns, um mit dem Gesetz Gottes zu konkurrieren.

Was ist das Gesetz Gottes? „Ich dachte, wir ständen nicht unter dem Gesetz", werden Sie vielleicht sagen. Wenn Paulus über das Gesetz Gottes spricht, bezieht er sich auf das Wesen Gottes. Das Gesetz ist ein Spiegelbild der Gerechtigkeit Gottes. Gott ist gut; Gott ist Liebe; Gott ist Gerechtigkeit; Gott ist Vergebung; Gott ist Treue. Diese und noch mehr Dinge sind sein Wesen und seine Gerechtigkeit. Sein Wesen ist das Gesetz, das Gott versprochen hat, in unsere Herzen zu schreiben: *„Dein Wohlgefallen zu tun, mein Gott, ist meine Lust; und dein Gesetz ist tief in meinem Innern"* (Psalm 40,9). *„Denn dies ist der Bund, den ich dem Haus Israel errichten werde nach jenen Tagen, spricht der Herr: Meine Gesetze gebe ich* *in ihren Sinn und werde sie auch auf ihre Herzen schreiben; und ich werde ihnen Gott und sie werden mir Volk sein"* (Hebräer 8,10).

Das Gesetz der Sünde

Auf der anderen Seite des Kampfes findet sich das Wesen Satans in der Kategorie des Gesetzes der Sünde: Rebellion, Gesetzlosigkeit, Unwahrheiten, Hass, Mord, Böses. Das Gesetz der Sünde wird immer versuchen, uns zu überwältigen, um mit dem Gesetz Gottes zu konkurrieren. Wie Paulus sagte: „Die Dinge, von denen ich wünschte, ich würde sie nicht tun, genau die tue ich. Die Dinge, die ich hasse, tue ich, und das Gute, das ich tun möchte, tue ich nicht." Klingt das nicht genau wie wir?

Geht es Ihnen so, dass Sie, je mehr Sie sich anstrengen, desto langsamer werden Sie, weil alle möglichen Dinge Ihren Weg behindern – Umstände, Gedanken, Versuchungen, wer weiß was? Der Apostel Paulus hat sich mit Ihnen identifiziert. Als Apostel hatte er seinen eigenen Weg der Überwindung. Er teilte ihn uns mit, als er gestand, dass er manchmal genau die Dinge tat, die er nicht tun wollte.

„Wenn ich aber das, was ich nicht will, ausübe ..." (Römer 7,20). Im Grunde sagte Paulus: „Wenn ich Unversöhnlichkeit praktiziere, überkommt sie mich. Ich hasse es. Ich weiß, dass ich immer vergeben sollte, aber aus irgendeinem Grund ertappe ich mich dabei, dass ich Groll hege, Unrecht festhalte und Unversöhnlichkeit praktiziere. Wenn ich Unversöhnlichkeit hasse, mich aber nicht davon abhalten kann, Unversöhnlichkeit *auszuüben*, ist das dasselbe, als würde ich sagen, dass das Gesetz Gottes – das Gesetz der Vergebung – böse und das Gesetz der Unversöhnlichkeit gut ist."

Wissen Sie, dass Sie, wenn Sie das Gesetz der Sünde praktizieren, nachdem Sie das Gesetz Gottes kennengelernt haben, Gottes Wort böse und Satans Wort gut nennen? Ich hoffe, Sie hören mir wirklich zu. Ich will Sie nicht mit der Wahrheit erdrücken, aber Sie müssen wirklich über das nachdenken, was ich gerade gesagt habe. Ich möchte, dass Sie diesen Kampf gewinnen und von den Krankheiten, die Sie befallen können, befreit werden, aber es gibt dabei Spielregeln zu beachten!

Diese beiden Gesetze kämpfen also in Ihrem Inneren gegeneinander. Wie Sie bei unserer Untersuchung der geistlichen Ursachen sehen werden, bringt Ihnen das Gesetz Gottes Gesundheit. Das Gesetz der Sünde bringt Ihnen Krankheit. Die Frage, die Sie sich stellen müssen, lautet: Von welchem Gesetz werde ich heute beeinflusst?

Ungehorsam und Krankheit

Ich begann diese Entdeckungsreise über Ungehorsam und Krankheit vor über dreißig Jahren. Am Anfang meines Dienstes wurde ich gebeten, einer kleinen Kirche als Pastor zu dienen. Wir glaubten an die biblische Kraft des Gebets für Heilung. *„Ist jemand krank unter euch? Er rufe die Ältesten der Gemeinde zu sich, und sie mögen über ihm beten und ihn mit Öl salben im Namen des Herrn. Und das Gebet des Glaubens wird den Kranken retten, und der Herr wird ihn aufrichten, und wenn er Sünden begangen hat, wird ihm vergeben werden"* (Jakobus 5,14-15).

In den ersten sechs Monaten in meinem Dienst als Pastor wurden etwa 95 Prozent der Menschen, für die ich gebetet hatte, geheilt. Doch dann kamen die Dinge ins Stocken. Die Zahlen kehrten sich um, und in den folgenden Monaten wurden weniger als 5 Prozent der Menschen, die zum Gebet kamen, geheilt. Nachdem ich einen 95-prozentigen Misserfolg erlitten hatte, dachte ich, es sei an der Zeit, mit Gott zu reden. Ich brachte es nicht übers Herz, Bibelstellen von Gott zu verfechten, wenn es nicht funktionierte.

Wie würden Sie sich fühlen, wenn Sie für jemanden beten würden, der danach nicht gesund ist? Es war ein schreckliches Gefühl. Ich kenne keinen Pastor, keine Führungskraft und keinen Leiter eines geistlichen Dienstes, der weiß, was er als Nächstes tun soll, wenn Gebet nicht funktioniert. Sie wissen einfach nicht, was sie tun sollen. Sie denken sich alle möglichen Gründe aus, warum es nicht klappt, wie z. B.: „Du hattest nicht genug Glauben", „Gott heilt heute nicht mehr" und so weiter. Die Liste wird länger und länger. Als junger Pastor geriet ich in dieses Ödland.

Eines Tages ging ich zu Gott und sagte: „Herr, warum hast du meine Gebete für eine kurze Zeit erhört, aber jetzt passiert nicht mehr viel? Lebe ich in tiefer Sünde? Hast du mich von meinem Auftrag entbunden? Denn, Herr, ich will ehrlich zu dir sein, ich bringe es nicht übers Herz, zu beten und den Menschen zu dienen, ohne dass etwas passiert. Wie kann ich dich repräsentieren, wenn nichts geschieht? Warum heilst du diese Menschen nicht?"

In meinen Gedanken antwortete Gott: „Henry, wenn du mich repräsentierst und für jemanden betest und ich ihn nicht heile, gibt es einen Grund dafür: Ich bin nicht ihr Herr." Das Nächste, was Gott sagte, erschütterte mich zutiefst. Dies waren, wie gesagt, Worte, die sich in meinem Kopf bildeten. Gott sagte; „Henry, Satan kann ein legales Recht auf das Leben meiner Leute haben."

„Ist das wirklich Gott, der zu mir spricht?", fragte ich mich. Ich hatte gelernt, dass, wenn man errettet war, der Fluch gebrochen, Satans Reich besiegt und man frei sein würde. Aber Gott sagte: „Ja, das ist am Kreuz geschehen, aber mein Volk versucht, im Ungehorsam gegenüber etwas zu leben, für das im Gehorsam bezahlt wurde. Dann bin ich nicht ihr Herr. Jesus war mir gegenüber gehorsam, Henry, sogar bis zum Tod. Mein Volk ist es nicht."

„Und was soll ich damit machen?", fragte ich ihn. „Wenn du sagst, dass der Teufel ein legales Recht auf das Leben deiner Leute hat, trotz allem, was Jesus am Kreuz getan hat, dann zeige mir das bitte in der Bibel." Das nennt man ein ehrliches Gespräch mit Gott.

Der Herr führte mich zu 2. Timotheus 2,24-26 (NEÜ):

> *Ein Diener des Herrn soll aber nicht streiten, sondern allen freundlich begegnen. Er sollte lehrfähig sein und sich nicht provozieren lassen, Widerspenstige aber mit Güte und Geduld zurechtweisen. Vielleicht gibt Gott ihnen ja die Möglichkeit zur Änderung ihrer Einstellung. Dann erkennen sie die Wahrheit, kommen wieder zur Besinnung und können sich aus der Schlinge befreien, in der sie der Teufel für seine Absichten gefangen hält.*

Wow, was? „*Dann erkennen sie die Wahrheit, kommen wieder zur Besinnung und können sich aus der Schlinge befreien, in der sie der Teufel für seine Absichten gefangen hält*"? „Herr", betete ich, „dieser Brief ist an Christen geschrieben; wie kann das geschehen?"

Die Schlinge des Feindes

Mir wurden die Augen geöffnet, als ich erkannte, was Paulus damit sagen wollte. Seine Worte zeigen, dass es im Leben eines Christen etwas geben kann, das dem Teufel das Recht gibt, den Segen zu stehlen und einen Fluch der Krankheit auf ihn zu legen. Ich möchte an dieser Stelle noch einmal betonen, dass nicht alle Krankheiten auf diese Weise entstehen, und ich glaube auch nicht, dass jede Krankheit eine geistliche Ursache hat, die mit Sünde zu tun hat. Aber ich habe festgestellt, dass 80 Prozent der chronischen Krankheiten, mit denen ich zu tun habe, zweifellos eine geistliche Ursache haben.

Jesus hat im Neuen Testament das Gesetz der Sünde mehr als einmal mit Krankheit in Verbindung gebracht. Im Johannesevangelium begegnet er dem gelähmten Mann am Teich von Bethesda. Jesus heilt den Mann, indem er ihm sagt, er solle sein Bett nehmen und gehen. Stunden später sagt Jesus demselben Mann, dass er nun, da er geheilt sei, nicht mehr sündigen solle, da ihm sonst etwas viel Schlimmeres zustoßen würde:

> *Jesus spricht zu ihm: Steh auf, nimm dein Bett auf und geh umher! Und sofort wurde der Mensch gesund und nahm sein Bett auf und ging umher. Es war aber an jenem Tag Sabbat ... Danach findet Jesus ihn im Tempel, und er sprach zu ihm: Siehe, du bist gesund geworden. Sündige nicht mehr, damit dir nichts Ärgeres widerfährt!* (Johannes 5,8-9.14).

Die Krankheit war durch das Gesetz der Sünde in diesen Mann gekommen, und Jesus ermutigte ihn, nicht mehr zu sündigen.

Andere Male, als Jesus jemanden heilte, benutzte er die Ausdrücke „Du bist geheilt“ und „Deine Sünden sind dir vergeben“. In Matthäus 9 wird die folgende Heilung berichtet: *Und siehe, sie brachten einen Gelähmten zu ihm, der auf einem Bett lag; und als Jesus ihren Glauben sah, sprach er zu dem Gelähmten: Sei guten Mutes, Kind, deine Sünden sind vergeben“* (Matthäus 9,2).

Nachdem die Pharisäer protestiert hatten, antwortete Jesus ihnen: *„Denn was ist leichter zu sagen: Deine Sünden sind vergeben, oder* *zu sagen: Steh auf und geh umher? Damit ihr aber wisst, dass der Sohn des Menschen Vollmacht hat, auf der Erde Sünden zu vergeben ... Dann sagt er zu dem Gelähmten: Steh auf, nimm dein Bett auf, und geh in dein Haus!"* (Matthäus 9,5-6; vgl. auch Markus 2,3-12).

Es ist eine einfache Tatsache: Es gibt Krankheiten, die die Folge davon sind, dass wir das Gesetz der Sünde in unserem Leben akzeptieren.

Die Macht der Gnade und Barmherzigkeit

Ich möchte nicht, dass irgendjemand angesichts des Kampfes zwischen dem Gesetz der Sünde und dem Gesetz Gottes, mit dem wir konfrontiert sind, entmutigt ist. Gott zeigt uns die Wahrheit um der Freiheit willen. Als Paulus den Kampf in seinem eigenen Leben erkannte, rief er: „Wer wird mich retten?" Dann beantwortete er seine eigene Frage.

> *Ich elender Mensch! Wer wird mich retten von diesem Leibe des Todes? – Ich danke Gott durch Jesus Christus, unseren Herrn! Also diene ich nun selbst mit dem Sinn dem Gesetz Gottes, mit dem Fleisch aber dem Gesetz der Sünde* (Römer 7,24-25).

Leben, Tod und Auferstehung Jesu brachten uns die Gnade und Barmherzigkeit des Vaters. Wir leben immer noch in diesem Zeitalter der Gnade und der Barmherzigkeit. Gottes Gnade gibt uns die Kraft, die richtige Entscheidung zu treffen. Eine echte biblische Definition von Gnade ist: „Gottes göttlicher Einfluss auf das menschliche Herz und wie sich dieses Herz in diesem Ding, das wir Leben nennen, widerspiegelt." Gnade bedeutet, dass Gott Sie lehrt, was Sie als Kind Gottes wissen müssen. Gnade bedeutet, dass Gott Sie lehrt, dass der Heilige Geist Ihnen die Kraft geben wird, den Einfluss Satans und das Gesetz der Sünde in Ihrem Leben zu besiegen.

Die Partnerin der Gnade ist die Barmherzigkeit. Barmherzigkeit kann definiert werden als „die (Menge an) Zeit, die Gott uns gibt, um herauszufinden, was er uns durch sein Wort und durch seinen Geist sagt". Für manche Menschen, die lange brauchen, um herauszufinden, was Gott ihnen sagen will, dehnt sich seine Barmherzigkeit exponentiell aus. Das ist es, was seine Gnade und Barmherzigkeit ausmachen. Danken Sie Gott, dass wir im Zeitalter der Gnade *und* der Barmherzigkeit leben!

In Liebe auf Gott eingehen

Durch Jesus Christus hat Gott die Macht des Gesetzes beseitigt und uns die Möglichkeit gegeben, mit unserem Gewissen auf ihn einzugehen. Anstatt auf ihn einzugehen, weil Sie es müssen, weil Sie nicht sterben wollen, können Sie jetzt auf Gott eingehen, weil Sie ihn lieben.

Wenn wir feststellen, dass wir einen erbitterten Kampf gegen das Gesetz der Sünde führen, was sollten wir dann tun? Wie wir in den folgenden Kapiteln sehen werden, sollten wir, wenn wir eine Sünde in unserem Herzen entdecken, wie zum Beispiel die Sünde der Unversöhnlichkeit oder des Unglaubens, diese Sünde bereuen und uns von ihr abwenden. Wir sollten von nun an nicht mehr sündigen und stattdessen dem Herrn erlauben, uns in seiner Gnade und Barmherzigkeit zu erneuern.

Es ist eine täglicher Prozess, nicht wahr? Wenn Jesus den Teufel nicht durch seinen Tod und seine Auferstehung besiegt hätte, wäre der Heilige Geist nicht auf der Erde freigesetzt worden, um uns die Kraft zu geben, Satan und Sünde zu überwinden und uns in alle Wahrheit zu führen.

Wenn wir zulassen, dass wir durch Bitterkeit, Schuldgefühle und Angst dem Reich des Bösen dienen, macht Gott uns dafür verantwortlich, dass sich das, was am Kreuz besiegt wurde, in der Schöpfung manifestieren kann. Ich habe das so höflich gesagt, wie ich es kann. Sie wollen sich ja schließlich dem Feind nicht zur Verfügung stellen, damit er das Gesetz der Sünde durch Sie ausleben kann. Öffnen Sie Ihr Leben nicht für ihn! Manchmal fallen wir darauf herein und merken es nicht einmal. Halten Sie Ihre geistlichen Augen offen für die Wahrheit von Gottes Wort.

„... *damit der von der Sünde beherrschte Leib vernichtet werde und wir nicht mehr Sklaven der Sünde seien*“ (Römer 6,6 ZÜR). Das heißt nicht, dass wir der Sünde nicht dienen können, sondern dass wir ihr *nicht dienen sollen. „So herrsche nun nicht die Sünde in eurem sterblichen Leib, dass er seinen Begierden gehorcht"* (Vers 12). Sie müssen der Unversöhnlichkeit nicht gehorchen. Sie müssen dem Zorn nicht gehorchen. Sie müssen der Angst nicht gehorchen. Sie brauchen der Lust nicht zu gehorchen. Sie müssen nicht allem gehorchen, was nicht Gottes Wesen entspricht und Sie dazu bringen will zu sündigen. Sie können es abschütteln.

Wenn Sie alles getan haben, um zu widerstehen, dann bleiben Sie einfach dabei, Mann oder Frau Gottes! Bleiben Sie einfach standhaft (vgl. Epheser 6,13)! Lassen Sie den Feind Ihre Entschlossenheit erkennen. *„... stellt auch nicht eure Glieder der Sünde zur Verfügung als Werkzeuge der Ungerechtigkeit, sondern stellt euch selbst Gott zur Verfügung als Lebende aus den Toten und eure Glieder Gott zu Werkzeugen der Gerechtigkeit!"* (Römer 6,13). Sie müssen diese Entscheidung treffen.

Ich möchte Sie jetzt für Gott aktivieren, damit Sie den Teufel und sein Reich besiegen können und nicht länger ein Spielball am Ende einer Schnur sind, der sich aus Unwissenheit wie eine Marionette nach seiner Laune bewegt. Das ist der Grund, warum wir hier sind.

Werden Sie sich die Freiheit aneignen, die der Vater durch das Blut seines Sohnes für Sie erworben hat? Werden Sie sich entscheiden, sich das Wesen und das Gesetz Gottes zu eigen zu machen? Oder werden Sie sich auf das Gesetz der Sünde einlassen? Werden Sie sich für Vergebung, Liebe und Frieden entscheiden? Oder werden Sie sich für Unversöhnlichkeit, Bitterkeit, Hass, Furcht und Sorge entscheiden? Genau wie in 5. Mose 28 hat Gott Ihnen eine Wahl gelassen. Wählen Sie das Leben!

Kapitel 3

Braucht es für Heilung immer Gebet?

So führt Gott sie vielleicht noch zur Umkehr, dass sie zur Erkenntnis der Wahrheit kommen und, nüchtern geworden, sich aus der Schlinge befreien, mit der der Teufel sie eingefangen hat, damit sie ihm zu Willen seien.

2. Timotheus 2,25b-26 (ZÜR)

Ich bin von der Wahrheit des Wortes Gottes wirklich begeistert. Manche sagen dann zu mir: „Ganz ruhig bleiben, Henry." Warum sollten sie wollen, dass ich mich beruhige? Es ist erstaunlich, wie viele Menschen Probleme mit mir haben, weil ich so leidenschaftlich bin, was meine Lebensberufung angeht.

Aber ich bin Ihr Bruder, und ich bin der Hüter meines Bruders. Das Blut meines Bruders schreit aus der christlichen Gemeinschaft und fordert Gerechtigkeit. Es verlangt die Wahrheit über die Heilung von Krankheiten. Meine Aufgabe ist es, den Menschen Wissen zu vermitteln, damit sie *„sich aus der Schlinge des Teufels befreien können"*, so wie es in Gottes Wort steht. Ich möchte Ihnen helfen, sich aus der Schlinge des Teufels zu befreien.

Paulus hat uns das obige Wort weitergegeben, weil wir die Wahrheit kennen müssen, um zur Umkehr gebracht zu werden. *Buße*[1] ist kein schlechtes Wort. Buße tun zu müssen, bedeutet nicht,

[1] Mit Buße tun ist hier ein Bereuen und eine Sinnesänderung gemeint. In diesem Buch werden die Begriffe „Buße", „Umkehr" und „Sinnesänderung" synonym verwendet, ebenso „Buße tun", „umkehren" und „umdenken".

dass Sie kein Christ oder ein schlechter Mensch sind. Paulus sprach zu den Gläubigen des Neuen Testaments, als er über Buße sprach.

Stellen Sie sich vor, Sie gehen zum Vater aller Geister (vgl. Hebr 12,9), dem Herrn der Schöpfung, und sagen: „Hey, Dad, es tut mir leid. Ich komme in Jesu Namen zu dir. Vater, ich habe dem Gesetz der Sünde Satans nachgegeben. Ich habe es befolgt, aber ich habe es gehasst. Ich will es nicht mehr tun. Wie dein Wort es sagt, ist es nicht gut für mich. Ich komme zu dir, um dafür die Verantwortung zu übernehmen, und ich bereue, dass ich zugelassen habe, dass das Gesetz der Sünde mein Leben beherrscht. Würdest du mir bitte vergeben?"

Ist das schwer? Es gibt keine Zuzahlung, wenn Sie ein solches Rezept erhalten. Es ist keine Versicherung erforderlich. Und doch kann es Sie vor unheilbaren Krankheiten bewahren. Sie können eine Menge tun, um Krankheiten in Ihrem Leben zu verhindern. Lesen Sie diese Wahrheiten sorgfältig. Das sind Dinge, die Sie hören und annehmen sollten.

Umkehr und Heiligung

Umkehr und Heiligung spielen eine wichtige Rolle bei der Vorbeugung bzw. beim Freiwerden von Krankheiten. Deshalb werden wir uns mit beiden befassen. Wir beschäftigen uns oft so intensiv damit, Symptome festzustellen und Krankheitsbilder zu definieren, dass wir gar nicht berücksichtigen, warum wir überhaupt krank geworden sind. Oft müssen wir uns erst mit der Sünde und den geistlichen Problemen auseinandersetzen, die unser Herz beeinflussen, bevor wir geheilt werden können.

Wenn wir uns zum ersten Mal an Gott wenden und anerkennen, dass Jesu Christus für uns gestorben und auferstanden ist, erleben wir die Umkehr (Buße) von unseren Sünden. Das ist unsere *Errettung.* Als Christen müssen wir weiter Buße tun für Dinge in unserem Leben, die nicht von Gott sind. Wir müssen Gott erlauben, uns zu verändern. Das ist unsere *Heiligung. Die* Heiligung ist ein lebenslanger Prozess für den Christen, in dem wir – durch die Freuden und Prüfungen des Lebens und durch unseren Gehorsam gegenüber Gott – lernen, „in Neuheit des Lebens [zu] wandeln": „... *damit, wie Christus aus den Toten auferweckt worden ist durch die Herrlichkeit des Vaters, so auch wir in Neuheit des Lebens wandeln"* (Römer 6,4b).

Es wäre schön, wenn wir, sobald wir Christen geworden sind, nie wieder sündigen würden, aber so ist es nicht. Im 1. Johannesbrief steht, dass Christen immer noch sündigen, dass Gott aber immer gnädig ist, uns die Sünden zu vergeben: *„Wenn wir sagen, dass wir keine Sünde haben, betrügen wir uns selbst, und die Wahrheit ist nicht in uns. Wenn wir unsere Sünden bekennen, ist er treu und gerecht, dass er uns die Sünden vergibt und uns reinigt von jeder Ungerechtigkeit"* (1. Johannes 1,8-9).

Es ist Überführung, nicht Verurteilung!

Es ist dabei wichtig, dass Sie auf Gottes Wahrheit über die Sünde in Ihrem Leben nicht mit Selbstverurteilung reagieren. Wir werden vom Heiligen Geist von unseren Sünden überführt, damit wir umkehren und frei werden, nicht, um verurteilt zu werden. Die Überführung durch den Heiligen Geist hilft uns, unsere Sünde zu erkennen, sodass wir sie bereuen und in der Freiheit Jesu Christi wandeln können. *„So gibt es jetzt keine Verdammnis mehr für die, welche in Christus Jesus sind, die nicht gemäß dem Fleisch wandeln, sondern gemäß dem Geist"* (Römer 8,1 SLT). Das alles gehört zum Prozess unserer Heiligung, unserer Veränderung, während wir in ihm wachsen.

Gott ist darauf aus, dass wir die Heiligung richtig verstehen, weshalb er an mehreren Stellen in der Heiligen Schrift darüber spricht. *„Wir alle aber schauen mit aufgedecktem Angesicht die Herrlichkeit des Herrn an und werden so verwandelt in dasselbe Bild von Herrlichkeit zu Herrlichkeit, wie es vom Herrn, dem Geist, geschieht"* (2. Korinther 3,18). Die Worte *„in dasselbe Bild verwandelt werden"* stehen im Präsens, in der progressiven Zeitform. Das bedeutet, dass die Verwandlung in das Bild Christi ein fortlaufender Prozess ist. Wir werden Christus immer ähnlicher, während wir „mit Furcht und Zittern" unserer Erlösung entgegengehen (vgl. Philipper 2,12).

Erinnern Sie sich noch an 1. Thessalonicher 5,23: *„... der Gott des Friedens, **heilige** euch völlig"* – damit wir in Geist, Seele und Leib untadelig sind bis zur Ankunft des Herrn Jesus Christus? Nun, Jesus ist noch nicht zurückgekommen. Was tun wir also? Wir werden immer noch in unserem Geist, in unserer Seele und in unserem Körper geheiligt. Unser Gedankenleben wird erneuert, wir werden geistlich verändert. Infolgedessen werden unsere Körper singen und jubeln und vor Freude hüpfen! Wir werden gesund sein!

Das ist Gottes Plan für uns. Unsere Aufgabe ist es, seine Wahrheit anzunehmen, davon umzukehren, dass wir in bestimmten Punkten dem Gesetz der Sünde folgen, und ihm zu erlauben, uns in sein Bild zu verwandeln. Wir sind durch Gottes Vergebung und Barmherzigkeit gerettet, aber wir leben unsere Heiligung täglich aus. Deshalb gibt Gott uns die Verantwortung, der Wahrheit des Wortes Gottes zu glauben, wenn es um unsere Gesundheit und Heilung geht.

Aber Gott wird Ihr Leben nicht für Sie leben! Sie müssen diesen Sieg selbst in die Hand nehmen. Sie müssen aktiv werden, Sie müssen sich entscheiden, aufzuwachen. Sie müssen sich entscheiden, ein Überwinder zu sein, sich den Herausforderungen des Lebens zu stellen und sie in Jesu Namen zu besiegen. Sie müssen sich auf den Prozess der Heiligung einlassen, den Gott uns gebracht hat, damit Sie in der Freiheit Christi leben können.

Unversöhnlichkeit und Krankheit

Vor etwa fünfzehn Jahren erschien in der Zeitschrift *Newsweek* ein Artikel, der die Wissenschaftsgemeinde aufschreckte. Untersuchungen hatten ergeben, dass Vergebung und Unversöhnlichkeit die menschliche Gesundheit beeinflussen.[2] Als die Medizin dies entdeckte, erklärte sie Unversöhnlichkeit zu einer Krankheit. Sie nannten sie eine Krankheit, weil sie ihre Auswirkungen auf den menschlichen Körper erkannten. Die Bibel nennt sie jedoch nicht so. Die Bibel nennt Unversöhnlichkeit eine Sünde.

Unser größtes Problem ist, dass die Menschen geheilt werden wollen, ohne die Sünden loszuwerden, die die Ursache der Krankheit sind. Vergebung muss an erster Stelle stehen. Halten Sie nicht an dem von anderen begangenen Unrecht fest. Seien Sie ein Täter des Wortes. Seien Sie ein „Vergebender".

---

[2] Jerry Adler, „Forgive and Let Live" („Vergeben und leben lassen"), *Newsweek*, 3. Oktober 2004, https://www.newsweek.com/forgive-and-let-live-129513.

Ich möchte mit Ihnen nun einiges über die Macht der Umkehr von Unversöhnlichkeit bei der Heilung von Krankheiten mitteilen. Vor ein paar Jahren hatte ich die Gelegenheit, eine fünfzigjährige Pastorenfrau zu betreuen, bei der Brustkrebs im vierten Stadium diagnostiziert worden war. Der Krebs hatte Metastasen gebildet, sodass man ihr keine Hoffnung auf ein Überleben machte. Ihr Mann und die Ältesten ihrer Kirche hatten für sie gebetet, aber es gab keine Veränderung. Ihr Arzt, der ebenfalls zu ihrer Kirche ging, hatte von meiner Arbeit mit Krankheiten gehört, insbesondere von der Heilung von Krebs, und sagte ihr: „Vielleicht sollten Sie Pastor Wright anrufen; er ist Ihre letzte Rettung."

Eines Nachmittags erhielt ich einen Anruf vom Ehemann der Frau. Er teilte mir mit, sie sei von ihrem Arzt an mich verwiesen worden und würde an Krebs sterben. Eine Minute später griff die Frau zum Telefon und fragte mich leise: „Dr. Wright, werden Sie für mich beten?" Aufrichtige Christen hatten schon viele Male für sie gebetet. War sie geheilt worden? Nein. Wenn ich nur für sie gebetet hätte, wäre sie jetzt tot. In solchen Situationen ist es wichtig, das Wort Gottes zu kennen. Es gibt Zeiten, in denen wir es einfach nicht so verstehen, wie es notwendig wäre.

„Nein, ich werde nicht für Sie beten", antwortete ich ihr. Schockiert erwiderte sie: „Aber Sie sollten es doch tun. Warum hat mich mein Arzt zu Ihnen geschickt, wenn Sie nicht für mich beten wollen?"

Nun, das war wohl eine berechtigte Frage. Ich antwortete: „Nein, ich muss nicht für Sie beten, ich muss das Wort befolgen." Sie sagte: „Das Wort befolgen? Das Wort sagt doch, dass Sie für mich beten sollen. Warum wollen Sie nicht für mich beten?" „Weil Sie eine Todsünde begangen haben", antwortete ich wahrheitsgemäß, „und das Wort sagt, dass ich nicht für meinen Bruder oder meine Schwester beten soll, wenn ich sehe, dass sie eine Todsünde begehen."

Wenn jemand seinen Bruder sündigen sieht, eine Sünde nicht zum Tod, soll er bitten, und er wird ihm das Leben geben, denen, die nicht zum Tod sündigen. Es gibt Sünde zum Tod; nicht im Hinblick auf sie sage ich, dass er bitten solle. Jede Ungerechtigkeit ist Sünde; und es gibt Sünde, die nicht zum Tod ist (1. Johannes 5,16-17).

Unversöhnlichkeit ist eine Sünde

Bevor ich mit dieser Geschichte fortfahre, möchte ich, dass Sie über Folgendes nachdenken. Wenn alle Ungerechtigkeit Sünde ist, ist dann Unversöhnlichkeit Gerechtigkeit oder Ungerechtigkeit? Es ist Ungerechtigkeit und daher Sünde. Wenn Sie also auf Unversöhnlichkeit beharren, dann folgen Sie dem Gesetz der Sünde. Können Sie das nachvollziehen? Die Person, die Unversöhnlichkeit hegt und pflegt, folgt dem Gesetz der Sünde, das eine Krankheit hervorgebracht hat, die zum Tod führt. Hinter der Krankheit steckt ein Problem mit Sünde. Es ist eine geistliche Ursache, und diese muss beseitigt werden, bevor Heilung eintreten kann.

Ich werde von modernen Theologen heftig angefeindet, weil ich seit Jahren sage, dass die geistliche Ursache vieler Krankheiten ein Sündenproblem ist. Sie werden wütend. Sie behaupten, dies stehe nicht in Gottes Wort. Aber wir können sehen, dass es genau dort in 1. Johannes 5,16-17 steht.

Ich las der Frau des Pastors, die an Krebs erkrankt war, diese Bibelstelle vor und sie fragte mich: „Was ist denn meine Sünde?“ Auch das war eine berechtigte Frage, aber ich wollte es ihr nicht sagen. Und warum? Weil ich nicht wollte, dass sie mir die „richtige Antwort“ gibt, nur weil sie Angst vor dem Sterben hat. Ich wollte, dass die Überzeugung von ihr selbst kommt, von ihrem eigenen Herzen. Ich wollte sie nicht anleiten. Es ist leicht, ja zu sagen, wenn jemand Sie anleitet. Aber es ist eine andere Sache, in Ihrem eigenen Herzen nach der Wahrheit zu suchen.

Obwohl ich es ihr nicht sagen wollte, wusste ich aus meiner drei Jahrzehnte währenden Erfahrung im Kampf gegen Krankheiten, dass bei einem hohen Prozentsatz der Fälle eine Frau, die an Brustkrebs erkrankt, Bitterkeit und Unversöhnlichkeit in ihrem Leben vorliegt. In über 80 Prozent dieser Fälle richtet sich diese Unversöhnlichkeit gegen eine andere Frau.

Schließlich sagte ich: „Lassen Sie mich Ihnen eine Frage stellen. Hegen Sie Unversöhnlichkeit oder Bitterkeit gegenüber einer anderen Frau?“ Sie wurde ganz still. Nach einiger Zeit gab sie zu: „Ja, das tue ich.“ Ich freute mich innerlich, aber ich wollte es mir nicht anmerken lassen. Warum war ich so begeistert? Weil es in Jakobus 5,16 heißt: *„Bekennt nun einander die Sünden und betet füreinander,* *damit ihr geheilt werdet!"* Ich wusste, dass ihre Heilung ein Bekennen ihrer Sünde erforderte.

Wir müssen ehrlich zu uns selbst sein

Ich möchte mich hier klar ausdrücken. Hätte sie Nein gesagt, wäre das Gespräch beendet gewesen und sie wäre heute wahrscheinlich tot. Aber sie hat die Unversöhnlichkeit zugegeben, also habe ich geantwortet: „Gut. Ich danke Ihnen für Ihre Ehrlichkeit. Was denken Sie, was Sie als Nächstes tun sollten?"

„Ich denke, ich sollte die Unversöhnlichkeit Sünde nennen." „Okay", antwortete ich. „Das ist gut. Was meinen Sie, sollten Sie mit dieser Sünde tun, die Sie gegen diese Frau begangen haben?" „Nun, ich denke, ich muss zum Vater gehen und ihn bitten, mir zu vergeben." Wenn ich nun gesagt hätte: „Gut. Tun Sie es!" und hätte es damit beendet, wäre sie immer noch in Schwierigkeiten gewesen. Es steckt mehr dahinter.

In Matthäus 6,15 sagte Jesus: *„Wenn ihr aber den Menschen ihre Verfehlungen nicht vergebt, so wird euch euer Vater eure Verfehlungen auch nicht vergeben"* (vgl. auch Markus 11,26 SLT). Und am Ende eines Gleichnisses über Vergebung sagte Jesus: *„So wird auch mein himmlischer Vater euch tun, wenn ihr nicht ein jeder seinem Bruder von Herzen vergebt"* (Matthäus 18,35). Liebe Leser, ich habe die Bibel nicht geschrieben. Wir müssen unsere „heiligen Kühe" schlachten. Ich habe nur das Wort Gottes zitiert.

Anderen zu vergeben, ist einer der wichtigsten Schlüssel, um von Gott zu empfangen. Als diese Frau sagte: „Ich glaube, ich muss gegenüber dem Vater Buße tun", sagte ich: „Sehr gut." Meine Begeisterung nahm zu, aber ich zeigte es ihr nicht. Ich fragte sie: „Was müssen Sie noch tun?", denn ich hörte Matthäus 6,15 und Markus 11,26 in meinem Kopf.

Sie dachte eine Minute lang nach und sagte dann: „Nun, ich denke, was ich tun muss, ist, nicht nur dem Vater meine Sünde zu bekennen. Ich muss Kontakt zu dieser Frau aufnehmen, ihr bekennen, dass ich diese Bitterkeit hatte, und sie bitten, mir zu vergeben."

Übernehmen Sie Verantwortung für ihr Leben

Die Frau des Pastors traf die lebensverändernde Entscheidung, die Verantwortung für ihre Bitterkeit gegenüber dieser Frau zu übernehmen, ihr zu vergeben und sie um Vergebung zu bitten. Sie beschloss, sich mit ihr in Verbindung zu setzen und ihr zu sagen: „Ich habe diese Bitterkeit gehabt. Ich hasse sie. Sie ist eine Sünde in meinem Leben. Ich bitte dich, mir zu vergeben.“ Als sie dem Vater ihre Sünde bekannte und die Frau um Vergebung bat, wusste ich, dass ihr vergeben werden würde. Ich wusste, dass die Macht des Kreuzes in ihrem Leben wirken würde. Es spielte keine Rolle, dass es sich um metastasierten Krebs handelte – die Macht des Feindes über ihr war gebrochen. Nichts konnte ihre Heilung aufhalten. Wenn sie sich mit einem reinen Herzen und voller Überzeugung um diese Unversöhnlichkeit kümmerte, würde sie in keinem Bereich mehr etwas von Gott abhalten können.

Als sie mir sagte, dass sie es dem Vater bekennen und die Frau kontaktieren würde, sagte ich: „Ich bin so froh, dass Sie mich angerufen haben.“ „Werden Sie jetzt für mich beten?“, fragte sie. „Das muss ich nicht“, antwortete ich. „Wenn Sie aufrichtig umkehren, haben Sie die Bedingungen des Kreuzes erfüllt und die Macht des Todes ist in Ihrem Leben besiegt. Gehen Sie Ihren Weg und sündigen Sie nicht mehr.“

Nun, ich habe nie wieder etwas von ihr gehört. Aber einige Monate später erhielt ich mit der Post ein Buch mit dem Titel *The Biblical Guide to Alternative Medicine*[3], das Dr. Michael Jacobson, der Autor, signiert hatte. Er war der Arzt der Frau, der ihre Kirche in Cincinnati besuchte und ihr geraten hatte, mich anzurufen.

Eines seiner Kapitel ist dem gewidmet, was die Wissenschaft „Mind-Body-Medicine“[4] nennt. (Wir werden später noch viel ausführlicher darauf eingehen.) Als ich dieses Kapitel las, entdeckte ich, dass die Frau des Pastors vollständig von ihrem Krebs geheilt worden war! In der Fallstudie erwähnte Dr. Jacobson „einen Pastor aus Georgia“, der an der Heilung dieser Frau mitgewirkt hatte. Auch wenn ich nicht namentlich erwähnt wurde, freute ich mich zu hören,

[3] dt. „Der biblische Leitfaden für alternative Medizin“.

[4] dt. „Geist-Körper-Medizin“.

dass der Krebs völlig verschwunden war und dass Gott auch alle Schäden geheilt hatte, die die Krankheit zuvor in ihrem Körper angerichtet hatte. Diese Frau ist auch heute noch krebsfrei. Gott war treu zu seinem Wort.

Wie kam es zu ihrer Heilung? Ich habe ihr nur die Informationen gebracht; sie musste gehorsam sein und den Rest tun. Ihr Herz öffnete sich und sie unterwarf sich dem Wort, indem sie ihre Sünde gegenüber dieser anderen Frau bekannte und bereute. Sie wurde zu einer Täterin des Wortes und nicht nur zu einer Hörerin. *„Seid aber Täter des Wortes und nicht allein Hörer, die sich selbst betrügen!"* (Jakobus 1,22). Warum war es wichtig, dass sie eine Täterin des Wortes wurde? Damit sie sich nicht länger *selbst betrügen* und sich aus der *„Schlinge des Teufels"* (vgl. 2. Timotheus 2,26) befreien konnte!

Erforschen Sie Ihr Herz

Wegen dieser Lehren werden manche Leute wütend auf mich und stellen mich in Frage. Sie sprechen von Gesetzlichkeit und Panikmache. Ich habe gesagt, dass 80 Prozent der unheilbaren Krankheiten geistlich bedingt sind. Daher gibt es 20 Prozent, bei denen das nicht der Fall ist. Wenn Sie jedoch eine Krankheit haben, würden Sie dann nicht in der Heiligen Schrift nachschlagen und Ihr Herz erforschen wollen? Würden Sie nicht mit dieser Bitte aus Psalm 139 zu Gott gehen: *„Erforsche mich, Gott, und erkenne mein Herz. Prüfe mich und erkenne meine Gedanken! Und sieh, ob ein Weg der Mühsal bei mir ist, und leite mich auf dem ewigen Weg!"* (Psalm 139,23-24)? Wenn das, was Sie von Ihrer Heilung abhält, eine Sünde ist, die dem Wort Gottes entgegensteht, würden Sie sie dann nicht bekennen und zu einem Leben der Ganzheit und Gesundheit übergehen wollen? Ich weiß, dass ich das tun würde, und ich habe es getan.

Die Bibel sagt ganz klar, dass Sie *„... ein Arbeiter, der sich nicht zu schämen hat, der das Wort der Wahrheit recht austeilt"* (2. Timotheus 2,15) sein müssen. Ich bete dafür, dass der Vater im Namen Jesu den Heiligen Geist freisetzen wird, während Sie sich mit diesen Wahrheiten beschäftigen, damit Sie hungrig danach werden, die Bibel immer mehr zu erkunden. In Gottes Wort haben Sie eine Leuchte für ihren Lebensweg. *„Eine Leuchte für meinen Fuß ist dein Wort, ein Licht für meinen Pfad"* (Psalm 119,105). In der Heiligen Schrift finden Sie alles, was Sie wissen müssen, um Ihr Leben zu meistern.

Ausgerüstet für die Kampfführung

In Gottes Wort werden Sie auch erfahren, wie der Feind denkt – dass er Sie in Versuchung führen will, um Sie von Ihrem Erbe abzuhalten und um Sie durch Krankheiten zu besiegen. Dem Feind ist es völlig egal, ob Sie in die Kirche gehen und eine Bibel bei sich tragen. Aber wehe, Sie versuchen sich in das einzumischen, was er tut! Sein Ziel ist, Sie mit Lügen völlig zu verwirren, denn dann sind Sie keine Gefahr für sein Reich.

Wenn es um *„die Waffen unseres Kampfes"* geht (2. Korinther 10,4), so bin ich bewaffnet und gefährlich! *„... dem Reich der Himmel [wird] Gewalt angetan, und Gewalttuende reißen es an sich"* (Matthäus 11,12). Wenn der Gewalttätige kommen und Schaden anrichten will, dann wird er ein Problem mit Henry haben, denn ich werde es erkennen. Ich werde dem widerstehen. Ich werde im Namen Jesu die Autorität darüber ausüben. Wenn es etwas in meinem Leben gibt, das dem Feind Macht verleiht, werde ich den Herrn um Überführung durch seinen Geist bitten, damit ich es bereuen und loswerden kann. Ich möchte gereinigt werden, damit die Sünde nicht zu einem Ausgangspunkt für den Feind wird, um mich zu zerstören, mich zu beeinträchtigen oder mich von dem abzuhalten, was ich in Jesus bin. Es ist meine Entscheidung, so zu denken.

Heilung ist noch immer das Brot der Kinder, aber wir müssen damit übereinstimmen, es anwenden und aktiv in der Wahrheit wandeln. Das bedeutet, dass Sie für Ihre Unversöhnlichkeit Buße tun müssen. Manche Menschen wollen es einfach nicht loslassen, aber in dem Moment, in dem sie denen vergeben, die sie verletzt haben, werden sie frei und heil.

Krebs und Bitterkeit

In den mehr als dreißig Jahren, in denen ich mich mit Krankheiten, darunter auch Krebs, auseinandergesetzt habe, habe ich einige Statistiken gesehen, die sich bewahrheitet haben, und ich möchte Ihnen nun einige Dinge mitteilen, die ich über die geistlichen Ursachen von Brustkrebs entdeckt habe. Ich weiß, dass es immer Ausnahmen gibt, aber ich habe im Laufe der Jahre bei einem hohen Prozentsatz von Zeugnissen und Fallgeschichten die folgenden Ergebnisse gesehen.

Wenn eine Frau zu mir kommt, um von Brustkrebs in der rechten Brust geheilt zu werden, ist sie meiner Erfahrung nach einer nicht blutsverwandten Verwandten gegenüber unversöhnlich. Also frage ich sie als erstes: „Sind Sie verheiratet?“ Antwortet sie „Ja“, frage ich weiter: „Wie ist Ihre Beziehung zu Ihrer Schwiegermutter?“ Meistens ist sie nicht sehr gut, denn ich habe herausgefunden, dass statistisch gesehen die häufigste Ursache für Brustkrebs in der rechten Brust ungelöste Bitterkeit und Unversöhnlichkeit zwischen einer Frau und ihrer Schwiegermutter ist. Wenn Sie Ohren haben, um zu hören, meine Damen, stellen Sie sicher, dass Sie mit Ihrer Schwiegermutter im Reinen sind.

Vor ein paar Jahren kam ein Mann in unser Büro, dessen Frau Krebs in der rechten Brust hatte. Sie saßen beide in meinem Büro und ich fragte sie: „Wie geht es Ihnen mit Ihrer Schwiegermutter?“ Ihr Mann saß neben ihr. Sie war verstimmt: „Es ging uns ziemlich gut, bis sie zu uns zog!“ „Und was dann?“, fragte ich. „Er hat ihr eine schöne Wohnung über der Garage gebaut.“ „Okay, was ist daran so schlimm?“ „Wir sitzen zum Beispiel beim Abendessen und seine Mutter ruft nach ihm, was oft vorkommt. Dann lässt er mich sitzen und das Essen kalt werden, um sich um sie zu kümmern. Ich glaube, er ist mit seiner Mutter verheiratet!“

Glauben Sie, dass diese Frau verbittert war? Auch wenn Sie nicht im geistlichen Dienst stehen und keine Erfahrung damit haben, kennen Sie die Antwort bereits.

Tritt der Krebs in der linken Brust über dem Herzen einer Frau auf, hängt er statistisch gesehen meist mit einer ungelösten Verbitterung gegenüber einer weiblichen Blutsverwandten zusammen. Ganz oben auf der Liste steht die biologische Mutter oder eine biologische

Schwester. Das hat sich oft genug bewahrheitet, sodass ich zuversichtlich bin, dass es statistisch nachgewiesen werden könnte.

Ich habe gesehen, wie diese Krebsarten als Folge aufrichtiger Reue und Vergebung verschwunden sind. Nach jahrzehntelangen Erfahrungen mit dieser Krankheit kann ich Ihnen versichern, dass die meisten Brustkrebserkrankungen, ob rechts oder links, kein Zufall sind. Es ist das Werk des Feindes, denn Unversöhnlichkeit und Bitterkeit sind das Gesetz der Sünde, und Sie sollten gegen niemanden Bitterkeit hegen.

Die Ursache der Bitterkeit

> *Seht zu, dass niemand von der Gnade Gottes abkomme, damit keine bittere Wurzel aufsprosst, Schaden stiftet und viele durch sie verunreinigt werden* (Hebräer 12,15 REÜ).

Bitterkeit ist eine Sünde, weil Sie sich in der Situation quasi zu Gott machen, indem Sie Recht und Unrecht unterscheiden und beschließen, nicht zu vergeben. Bitterkeit ist eine hässliche Sünde, die wie eine Säure die Seele zerfrisst. Zuerst vergiftet sie die Gedanken und dann den Körper.

Die Ursache der Bitterkeit hat verschiedene Ebenen, die sich immer weiter verschlimmern. Bitterkeit beginnt mit Unversöhnlichkeit und geht dann über zu Groll, Vergeltung, Wut/Zorn, Hass, Gewalt und schließlich Mord, auch wenn es nicht der physische Mord an der Person ist, gegen die Sie verbittert sind, sondern Mord mit der Zunge.

Warum sollten sie die Sünde anderer auf sich nehmen?

Wenn Sie sich entscheiden, dem Gesetz der Sünde zu folgen und eine Liste führen, was eine andere Person alles falsch gemacht hat, wird dies sehr wahrscheinlich eine Krankheit in Ihrem Körper hervorrufen. Das gilt selbst dann, wenn diese Person wirklich gegen Sie gesündigt hat. Sie hat den Mund aufgemacht und etwas gesagt oder getan, was Sie verletzt hat. Sie hat Sie verraten. Sie hat etwas zerstört, das Ihnen wertvoll ist. Ja, sie hat es getan. Es war ihre Sünde. Aber weil Sie daraufhin mit dem Geist der Bitterkeit übereingestimmt haben, haben Sie jetzt eine Krankheit.

Ich muss Ihnen eine sehr ernste Frage stellen. Ich möchte nicht, dass Sie diese Frage jemals vergessen, solange Sie leben, denn Ihr Leben hängt davon ab.

Warum sollten Sie die Sünden einer anderen Person in Ihren Körper aufnehmen?

Jesus hat diese Sünde auf sich genommen, damit Sie es nicht tun müssen. Er hat der Person vergeben. Er wurde bis zur Unkenntlichkeit verstümmelt. Er wurde ermordet. Er ging ans Kreuz, und während er dort im Sterben hing, bat er seinen Vater, genau der Person zu vergeben, der Sie heute nicht vergeben wollen.

Wenn Sie das Versagen einer anderen Person Ihnen gegenüber in Ihr Herz und in Ihren Körper aufnehmen, können Sie damit rechnen, dass Sie in Ihrem Leben Probleme bekommen. Seien Sie gut zu sich selbst. Diese Lehre mag Ihnen hart vorkommen, aber denken Sie an die Folgen, wenn Sie die Sünde anderer gegen Sie in Ihr Herz aufnehmen. *„Denn wer auf sein Fleisch sät, wird vom Fleisch Verderben ernten; wer aber auf den Geist sät, wird vom Geist ewiges Leben ernten* (Galater 6,8). Haben Sie das in Ihrer Bibel gelesen? Säen Sie nicht auf das Fleisch mit Unversöhnlichkeit und Bitterkeit.

Ich nehme die Dinge anderer nicht in mein Herz und meinen Sinn auf. Ich vergebe ihnen. Ich lasse sie frei. Ich liebe sie. Und ich werde trotz ihnen das Wort Gottes befolgen. Mein Leben hängt davon ab. Wie könnte ich heute hier sein und Sie lehren, wenn ich vorzeitig gestorben wäre, weil ich Bitterkeit gegen einen anderen Menschen hegte? Was für eine Verschwendung!

Vielleicht denken Sie so etwas wie: „Ja, aber ich habe diese niederschmetternden Gefühle" oder: „Er/Sie hat mich so sehr verletzt" oder: „Er/Sie hat mein Leben ruiniert". Steht denn im Wort Gottes: „Denn alle, die sich von ihren Gefühlen oder Erfahrungen leiten lassen, sind Söhne und Töchter Gottes?" Nein! Es heißt: *„Alle, die sich vom Geist Gottes führen lassen, die sind Gottes Söhne und Töchter"* (Römer 8,14 GNB).

Seien Sie keine leichte Beute für Satan!

Gefühle gibt es wie Sand am Meer. Gefühle kommen und gehen. Ich möchte, dass Sie etwas verstehen: Gefühle können auch eine Versuchung sein, die aus dem Reich Satans kommt. Genau das ist Adam und Eva passiert. Sie bekamen Gefühle. Sie bekamen Gedanken. Sie ließen sich darauf ein. Sie machten sie sich zu eigen. Dann folgten sie ihnen.

Jesus hat uns gesagt, dass wir so klug wie Schlangen und so arglos wie Tauben sein sollen. *„Siehe, ich sende euch wie Schafe mitten unter die Wölfe; seid daher klug wie die Schlangen und arglos wie die Tauben!"* (Matthäus 10,16 REÜ). Diese Bibelstelle fordert mich heraus, denn Gott will, dass wir unseren Feind verstehen. Sie müssen klug genug sein, um zu wissen, wann Ihr Feind hinter Ihnen her ist. Wissen Sie, warum die Kirche nicht genug über den Feind lehrt? Weil sie bis in die höchsten Führungsetagen Angst vor dem Bösen hat. Diese Leute haben Angst, dass sie es etablieren, wenn sie darüber sprechen. Wenn das der Fall wäre, müssten Sie eigentlich die Hälfte Ihrer Bibel herausreißen, denn die Hälfte der Bibel spricht davon, wie man das Böse erkennt, wie es wirkt und wie es auch heute noch wirken will.

Glauben Sie, Sie seien keine leichte Beute für Satans Versuchungen? Was ist mit Petrus?

> *Der Herr aber sprach: Simon, Simon! Siehe, der Satan hat euer begehrt, euch zu sichten wie den Weizen. Ich aber habe für dich gebetet, dass dein Glaube nicht aufhört. Und wenn du einst zurückgekehrt bist, so stärke deine Brüder! Er aber sprach zu ihm: Herr, mit dir bin ich bereit, auch ins Gefängnis und in den Tod zu gehen. Er aber sprach: Ich sage dir, Petrus, der Hahn wird heute nicht krähen, ehe du dreimal geleugnet hast, dass du mich kennst* (Lukas 22,31-34).

Der Herr sah am Abendmahlstisch Petrus an, und dieser sagte im Grunde: „Ich will diesen Tod mit dir sterben." Aber Jesus antwortete ihm etwa so: „Bevor der Hahn heute kräht, wirst du mich dreimal verleugnet haben." Dann fuhr er fort: „Der Satan will dich wie Weizen sieben, Petrus. Wenn du dich erholt hast, stärke deine Brüder!"

Die geistlichen Ursachen von Krankheiten werden von einem Feind geheim gehalten, der ein Betrüger ist. Er will uns glauben machen, Krankheit sei ein unvermeidlicher Teil des Lebens. Aber für Christen muss das nicht so sein. Gott verspricht uns Heilung und Ganzheit.

Es ist klar, dass ein Kampf im Gange ist. Gott hat Satan besiegt, aber der streift noch immer wie ein gefräßiger Löwe durch die Welt. *„Seid nüchtern, wacht! Euer Widersacher, der Teufel, geht umher wie ein brüllender Löwe und sucht, wen er verschlingen kann"* (1. Petrus 5,8). Gott möchte uns durch sein Wort und seinen Heiligen Geist schulen, aber der Feind möchte uns durch seine Lügen und Täuschungen schulen. Sie haben die Wahl. Wen wollen Sie zu Ihrem Herrn machen?

In zwei Tagen geheilt

Tom

Obwohl ich immer ein gesunder Mann gewesen war, geriet ich in große körperliche Nöte. Meine Knochen begannen, sich von innen her aufzulösen. Alles brach, von den Knochen in meinen Füßen bis hin zu meinen Hüften – sogar meine Rippen bauten sich ab. Der Arzt diagnostizierte eine seltene Krankheit namens Tumor-Osteomiose[5]. Ich hatte einen inoperablen Tumor, der ein Signal an meine Nieren sendete, das sie daran hinderte, Vitamin D zu verarbeiten. Ich war in einem verzweifelten Zustand; ich konnte kaum noch gehen. Jahrelang war ich Christ gewesen und hatte versucht, dem Herrn zu folgen, aber jetzt war meine Gesundheit am Ende.

Eines Tages veränderte eine einfache Begegnung mein Leben. Eine Nachbarin ging die Straße entlang, während meine Frau im Vorgarten war. Als die Nachbarin erfuhr, wie krank ich war, sagte sie: „Ich habe ein Buch, das Tom lesen muss." Es war *A More*

[5] Knochenabbau durch einen Tumor.

Excellent Way von Dr. Wright. Ich habe das Buch innerhalb einer Woche verschlungen, und eine Woche später waren meine Frau und ich in Thomaston, Georgia, bei einem Seminar von *For My Life*.

Mein Herz war ganz offen für biblische Wahrheiten über Gesundheit, die mir zuvor unbekannt waren. Es war mir nicht klar, dass es Dinge gab, die ich bekennen und loswerden musste, damit sich meine Gesundheit veränderte. Innerhalb von zwei Tagen auf dieser Einkehrtagung wurde ich meine Krücken los, obwohl ich davor kaum laufen konnte! Ich war geheilt!

Als ich nach Hause kam, ging ich wieder zu meinem Arzt. Verblüfft sagte er zu mir: „Tom, was auch immer mit Ihnen passiert ist, ich habe es nicht getan." Heute wachse ich weiter in meinem Leben mit dem Herrn. Ich habe ein festes Vertrauen in meine Beziehung zu meinem himmlischen Vater. Ich kann jetzt in ihm ruhen und auf seine Liebe zu mir vertrauen.

Kapitel 4

Der Zusammenhang zwischen Geist, Seele und Körper

Denn wie er in seinem Herzen denkt, so ist er.

Sprüche 23,7

Woher kommen unsere Gedanken? Stammt alles, was wir denken, von uns selbst? Bei Christen ist es so, dass einige unserer Gedanken vom Heiligen Geist und einige unsere eigenen sind. Aber es gibt auch Gedanken, die vom Feind kommen.

Ich habe erwähnt, dass manche Menschen wütend werden, wenn ich ihnen sage, dass Satan ihnen eine Krankheit auferlegen kann, wenn sie ihm durch Ungehorsam gegenüber Gott die Erlaubnis dazu geben. Sie sagen dann: „Ich bin Christ, und die Bibel sagt, dass ich den Sinn Christi habe. Wie soll das also möglich sein?" Christen, die an einer Krankheit oder an Angst, Bitterkeit oder Wut leiden, fordern mich oft heraus, wenn sie sagen: „Ich bin mir sicher, dass das nicht auf mich zutrifft. Ich habe den Sinn Christi." Sie beziehen sich auf den Brief des Paulus an die Korinther, in dem er schreibt: *„Denn ‚wer hat den Sinn des Herrn erkannt, wer, der ihn unterweisen könnte?' Wir aber haben Christi Sinn"* (1. Korinther 2,16).

„Aber was bedeutet es Ihrer Meinung nach, den Sinn Christi zu haben?", frage ich sie dann. „Wenn Sie den Sinn Christi haben, warum sind dann die Worte, die aus Ihrem Mund kommen, das Gegenteil von seinem Wort? Warum spiegeln Ihr Lebensstil, die Entscheidungen, die Sie treffen, und das Chaos, das Sie in Ihrer Familie anrichten, nicht den Sinn Christi wider? Wenn Sie wirklich die Gesinnung Christi haben, dann *kennen* Sie das Wort und sind ein *Täter* des Wortes."

Sie müssen wissen, wie Sie sich den Sinn Christi aneignen können, denn Ihr Gedankenleben spielt eine entscheidende Rolle bei den geistlichen Ursachen von Krankheiten. Sie müssen verstehen, dass nicht alle Ihre Gedanken von Ihnen selbst stammen. Einige von ihnen kommen von Ihrem Feind. Und in diesen Gedanken liegen die Ursachen der Krankheit.

Wir eignen uns den Sinn Christi an, indem wir über sein Wort nachsinnen, so denken, wie er denkt, und uns Gottes Wege und sein Wesen zu eigen machen. Wir sollen in Bezug auf Gottes Wort weiterkommen und nicht in der Wahrheit und in der Erkenntnis schrumpfen. Wir müssen in unserem Glauben aufrecht stehen und uns auf das Wort Gottes verlassen. Glauben Sie daran und tun Sie es, damit Sie erleben können, dass sich Ihr Leben vorwärtsbewegt.

Der Ursprung unserer Gedanken

Gott ist ein Geist. Der Feind ist ein Geist. Sie sind ein Geist, mit einer Seele und einem Körper. Mit Ihrem Körper bewegen Sie sich in der physischen Welt, aber Sie sind ein Geist. Sie können Ihren Geist nicht mit Ihren physischen Augen sehen, aber er ist in Ihnen.

Als gläubiger Mensch ist Ihr Körper auch der Tempel des Heiligen Geistes. Gott kommuniziert mit uns von Geist zu Geist. Leider kommuniziert auch der Feind von Geist zu Geist. Sie empfangen Gedanken auf der Ebene des Geistes und speichern sie auf der Ebene der Seele ab. Es könnte sich dabei um Ihre eigenen Gedanken handeln, sie könnten vom Heiligen Geist kommen oder auch vom Feind.

Wenn uns ein Gedanke durch den Kopf geht, denken wir, er käme von uns. Er könnte uns aber auch von einem unsichtbaren Feind aus einem unsichtbaren Reich eingegeben worden sein, der ihn dann in der ersten Person so klingen lässt, als wäre er von uns. Satan lockt uns mit einem Gedanken, pflanzt ihn ein, wiederholt ihn und verleitet uns dazu, ihn als unseren eigenen zu akzeptieren. Wir nehmen ihn an und machen ihn uns zu eigen. Dann benutzt der Feind diesen

Gedanken, um uns geistlich, psychisch und biologisch zu kontrollieren. Solche Gedanken sind das, was die Bibel als Versuchungen bezeichnet. Deshalb ist es wichtig, dass Sie verstehen, dass nicht alle Gedanken, die Ihnen in den Sinn kommen, Ihre eigenen sind.

Die Versuchung trainiert uns

Die moderne Medizin und sogar die Kirche betrachtet das, was in der Bibel als Versuchung bezeichnet wird, heute einfach als negative Emotionen oder psychische Defekte. Es ist alles ein seelisches Problem, behaupten sie, kein geistliches. Aber das ist nicht das, was Jesus gelehrt hat. Jesus lehrte, dass es sich um ein geistliches Problem handelt.

Eine Versuchung kommt durch unsere Gedanken und Gefühle, aber die meisten Christen sind beklagenswert ignorant, was Versuchung angeht. Sie tun so, als könnten sie nicht mehr in Versuchung geraten. Sie tun so, als gäbe es keine Sünde mehr. Christen tun die Versuchung entweder ab, nennen sie ein menschliches Problem oder nehmen Medikamente, wie Antidepressiva, die sie in einen veränderten Bewusstseinszustand versetzen, um sie zu vermeiden. Aber „aus den Augen, aus dem Sinn" ist kein geistliches Prinzip! Gott will nicht, dass Sie kopflos sind. Er möchte, dass Sie für die Wahrheit wach sind.

Offensichtlich sind die Gedanken, die Ihnen jeden Tag kommen, nicht immer gut. Vielleicht denken Sie: „Wenn ich nur nicht diese negativen, schlechten Gedanken hätte." Leider ist niemand von uns immun gegen Versuchungen. Nicht einmal Jesus war immun gegen Versuchungen, obwohl er nie gesündigt hat. Sie sind nicht immun gegen den Einfluss einer Geisterwelt, die will, dass man auf sie hört. Sie müssen sich entscheiden, was Sie als Wahrheit annehmen wollen. Sie müssen das Wort Gottes gut genug kennen, um zu wissen, was von Gott ist und was nicht. Also, wachen Sie auf!

Die Versuchung kommt, um Sie zu trainieren. Seien Sie vorsichtig, was Sie sich anhören und was Sie sich ansehen. Der Feind will Gedanken und Versuchungen nutzen, um Sie im Gesetz der Sünde zu unterweisen. Er will Sie dazu erziehen, krank zu sein. Er möchte, dass Sie auf ihn hören. Wenn der Feind Sie angreift, müssen Sie aufhören, sich die Schuld für Gedanken zu geben, die gar nicht Ihre eigenen sind. Sie haben sich auf die Gedanken und Gefühle des Feindes eingelassen, genau wie Adam und Eva. Sie haben sie fast Ihr ganzes Leben lang in sich getragen. Warum tun Sie das? Seien Sie gut zu sich selbst. Nehmen Sie diese Gedanken im Gehorsam gegenüber Jesus Christus gefangen und werfen Sie sie hinaus – ein für alle Mal (vgl. 2. Korinther 10,5).

Der Zusammenhang zwischen Geist, Seele und Körper

Wenn ich mit Menschen spreche, die wissen wollen, woher eine Krankheit kommt, stelle ich ihnen ein paar Fragen. Eine davon lautet: „Geht es Ihrer Seele gut?“ Ich stelle diese Frage, weil sie das ganze Leben betrifft.

Andere Fragen, die ich stelle, sind: „Geht es Ihnen geistlich gut?“ und: „Geht es Ihnen physisch gut?“ Ihr Körper reagiert darauf, wer Sie in Gedanken sind. Dies zeigt, dass es einen Zusammenhang zwischen den Gedanken und dem Körper gibt. Für einen Gläubigen ist das nichts Neues. Gott hat uns bereits davon erzählt:

> *Denn wie er in seinem Herzen denkt, so ist er* (Sprüche 23,7 KJV).

Gott wusste, wovon er sprach! Es ist eine biologische Wahrheit, dass die Dinge, über die wir nachdenken und bei denen wir verweilen, tatsächlich Teil dessen werden, wer wir sind. Wir werden die geistlichen Ursachen von Krankheiten nie verstehen, wenn wir nicht zuerst die biologischen Zusammenhänge zwischen unseren Gedanken und unserem Körper verstehen.

Auch im medizinischen Bereich ist dies kein neues Konzept. Die Wissenschaft hat den Zusammenhang zwischen Körper und Gedanken schon vor langer Zeit entdeckt. Dies wird in allen medizinischen Ausbildungsstätten gelehrt. Was *nicht gelehrt* wird, sind die Zusammenhänge zwischen *Geist, Seele* (Gedanken) und Körper. Infolgedessen erkennen nicht viele Menschen, dass es nicht nur einen Zusammenhang zwischen Körper und Gedanken gibt, sondern dass auch unser Geist beteiligt ist. Sie verstehen nicht, dass unser Geist überhaupt existiert.[1] Es geht um eine Beziehung zwischen Geist, Seele und Körper. Diese Wahrheit müssen Sie verstehen, um von Krankheiten frei zu werden.

Wie wir bereits gesagt haben, sind Sie ein Geist, Sie haben eine Seele und leben in einem Körper. Zu Ihrer Seele gehören Ihr Intellekt – Ihr Sinn bzw. Verstand – und Ihre Gefühle. Die Seele ist die Brücke zwischen der physischen und der geistlichen Welt. Die geistliche Welt ist das, was die Wissenschaft im Allgemeinen nicht berücksichtigt, wenn es um körperliche und mentale Krankheiten geht.

Ich habe den menschlichen Körper jahrelang studiert, weil ich Menschen helfen will, die von Krankheiten gebunden sind. Die Medizin hat einen Tunnelblick, denn sie glaubt nur, was sie sehen kann, und praktiziert auch nur, was sie sehen kann. Aber sie sieht nicht den unsichtbaren Teil – Gott und das andere Reich, das gegen ihre Patienten kämpft. Und die Kirche hat Ärzte und Psychiater zu ihren Pastoren gemacht. Das ist nicht die Art und Weise, wie Gott Krankheiten überwinden will.

Kurz- und Langzeitgedächtnis

Wir müssen uns genau ansehen, wie unser Sinn (bzw. unsere Seele) in diesen Geist-Seele-Körper-Zusammenhang eingebunden ist. Jetzt müssen Sie sich etwas konzentrieren.

Sie haben ein aktives Gehirn mit Gedanken, die überall auftauchen, zusammen mit Gefühlen und Emotionen. Ihr Gehirn ist eine Art Prozessor für diese Dinge. Ihr Leben hängt ganz wesentlich von Ihrem Denken ab. Unser Verstand ist ständig mit etwas beschäftigt, egal ob es gut oder schlecht ist. Wenn Sie nicht über das Wort Gottes nachsinnen, denken Sie über etwas anderes nach.

Was wir um uns herum wahrnehmen, gelangt zunächst in unser Kurzzeitgedächtnis. Alle Gedanken beginnen im Kurzzeitgedächtnis. Alles, was Sie gerade lesen, befindet sich im Kurzzeitgedächtnis,

[1] Geist wird im Deutschen häufig synonym für Sinn bzw. Verstand gebraucht, was der Autor hier aber nicht meint. Sondern er spricht von Geist als dem innersten Sein und Wesen des Menschen. Bei einem von Neuem geborenen Christen ist der menschliche Geist aus Gott heraus neu geworden.

und auch die Dinge, die Sie im Laufe Ihres Tages erleben, befinden sich im Kurzzeitgedächtnis.

Was wir in unserem Kurzzeitgedächtnis haben, wird vergessen, wenn es nicht in das Langzeitgedächtnis verschoben wird. Damit dies geschehen kann, muss in Ihrem Gehirn ein biologischer Vorgang stattfinden, der *Proteinsynthese* genannt wird. Dieser Prozess, an dem unsere RNA[2] beteiligt ist, ist für diese Gedächtnistransaktion unerlässlich. Sobald sich der Gedanke im Langzeitgedächtnis befindet, können wir uns an ihn erinnern und ihn abrufen. Und je öfter wir uns an den Gedanken oder die Erfahrung erinnern oder bei ihr verweilen, desto dauerhafter wird sie in unserem Gehirn gespeichert.

Hören Sie nun gut zu, was als Nächstes passiert! *Mit der Zeit wird dieser Gedanke dauerhaft zu einem Teil Ihrer Seele.* Er wird ein Teil Ihres Denkens, Ihres Willens und Ihrer Gefühle, ein Teil Ihrer Persönlichkeit – ein Teil Ihrer *biologischen Beschaffenheit.* Gute Gedanken werden dauerhaft zu einem Teil Ihrer biologischen Beschaffenheit. Das Wort Gottes wird dauerhaft ein Teil Ihrer biologischen Beschaffenheit. Und sündige Gedanken werden ebenfalls dauerhaft zu einem Teil Ihrer biologischen Beschaffenheit. Sie werden ein Teil Ihres Denkens und Handelns. Aus diesem Grund wollen sowohl Gott als auch Satan, dass ihre Gedanken in Ihrem Langzeitgedächtnis gespeichert werden.

Gott nutzt diesen Prozess, um das Langzeitgedächtnis aufzubauen, wenn wir über sein Wort nachsinnen, aber ebenso tut es der Feind, wenn wir über seine Lügen nachdenken. Studien zeigen, dass Sie etwas sechsmal hören müssen, um 25 Prozent davon im Langzeitgedächtnis zu behalten. Ich weiß, dass der Feind Ihnen einen Gedanken nicht nur sechsmal einflüstert, wenn er kommt. Es kann sein, dass er Ihnen jeden Tag, 365 Tage im Jahr, jahrelang einen Gedanken eintrichtert, weil er Sie auf eine gesundheitliche Störung oder Krankheit programmieren will. Er kann Sie ins Visier nehmen, weil Sie seine Absichten und Strategien nicht verstehen. Sie haben keine Ahnung von Satans Absichten, weil Sie nur das bedenken, was Sie in der physischen Dimension wahrnehmen.

[2] Ribonukleinsäure.

Das Gegengift zum Gesetz der Sünde

Dies ist ein Prozess von innen nach außen. Gott möchte uns durch seinen Geist und durch sein Wort von innen her beeinflussen. Leider gibt es ein anderes Reich, das wir nicht sehen können, das aber sehr intelligent ist – das Reich der Finsternis. Es will uns ebenfalls von innen her beeinflussen. Gott spricht von innen zu Ihnen, um Sie in seinem Wesen und seiner Gerechtigkeit zu erziehen, aber der Feind spricht von innen zu Ihnen, um Sie im Gesetz der Sünde zu erziehen. Satan hat die Menschen seit Adam und Eva im Gesetz der Sünde unterwiesen. Er benutzt denselben Weg wie der Heilige Geist, aber er benutzt ihn, um Sie durch Versuchung zu beeinflussen.

Damit das Wort Gottes Teil Ihrer biologischen Beschaffenheit werden kann und sozusagen Fleisch von Ihrem Fleisch wird, müssen Sie darüber nachsinnen. Wie oft sagt Gott, dass Sie das tun sollen? Tag und Nacht. *„Glücklich der Mann, der nicht folgt dem Rat der Gottlosen, den Weg der Sünder nicht betritt und nicht im Kreis der Spötter sitzt, sondern seine Lust hat am Gesetz des HERRN und über sein Gesetz sinnt Tag und Nacht!"* (Psalm 1,1-2).

Gott weiß, wenn Sie über sein Wort nachsinnen, wird es dauerhaft ein Teil von Ihnen werden. Auf diese Weise hat er *uns das Gegengift gegen das Gesetz der Sünde gegeben.* Wenn Sie dieses Gegenmittel nicht haben, haben Sie nur das Gesetz der Sünde und keine anderen Gedanken, um ihm entgegenzuwirken und es zu besiegen. Sie können ein Antidepressivum einnehmen, um zu versuchen, schlechte Gedanken und Versuchungen zu unterdrücken, aber es hilft Ihnen nicht, Ihre innere Einstellung zu ändern. Tatsächlich wird ein Antidepressivum Sie davon abhalten, sich mit den Problemen Ihres Lebens zu befassen. Sie werden vielleicht eine gewisse Erleichterung verspüren, aber Sie werden sich nicht mit der zugrunde liegenden geistlichen Ursache befassen. Wenn Sie stattdessen Gottes Wort, das Leben und Wahrheit ist, lesen und anwenden, beginnen Sie den Prozess, aus der Krankheit herauszukommen.

Nehmen Sie diese Gedanken gefangen!

Da wir einem Gott der Gnade und Barmherzigkeit dienen, wird er uns dem Ansturm von Satans Gedanken und Versuchungen nicht wehrlos ausliefern. Jesus versteht unseren Kampf gegen den Feind, denn auch er hat gegen ihn gekämpft. Sie kennen Ihre persönlichen Kämpfe. Wie werden Sie also mit den Gedanken umgehen, die vom Feind kommen und dem Wort Gottes entgegenstehen? Sie nehmen sie gefangen und verwerfen sie als böse Gedankengebäude. Das ist es, was Ihnen das Wort Gottes aufträgt!

> *Die Waffen, die wir bei unserem Feldzug einsetzen, sind nicht irdisch, aber sie haben durch Gott die Macht, Festungen zu schleifen; mit ihnen reißen wir alle hohen Gedankengebäude nieder, die sich gegen die Erkenntnis Gottes auftürmen. Wir nehmen alles Denken gefangen, sodass es Christus gehorcht* (2. Korinther 10,4-5 REÜ).

Was bedeutet es, jeden Gedanken gefangen zu nehmen? Es bedeutet, den Ursprung aller ihrer Gedanken zu untersuchen, einschließlich aller Gefühle, Emotionen und Bilder – also alles, was durch Ihr Bewusstsein strömt. Diese Gefühle, Befürchtungen und Gedanken können biologische Auswirkungen haben. Sie können eine Falle des Feindes sein, der dann Ihre biologische Beschaffenheit manipuliert. Sie werden zu einem Jünger des Irrtums. Aber Sie sind von Gott nicht dazu berufen, ein Jünger des Irrtums zu sein, sondern dazu, ein Jünger der Wahrheit zu sein.

Wie besiegen Sie den Irrtum? Sie lesen und studieren Gottes Wort und sinnen darüber nach. Dann erkennen Sie die Quelle Ihrer Gedanken daran, inwiefern sie mit der Heiligen Schrift übereinstimmen. Und Sie verwerfen alle Gedanken, die nicht mit Seinem Wort in Einklang sind. Sie studieren das Wort Gottes, sinnen darüber nach und leben nach dem Wort Gottes. So können Sie das Wort Gottes dazu benutzen, die Flecken und Makel in Ihrem Geist und Ihrer Seele zu entlarven (vgl. 2. Korinther 7,1;10,5). Niemand kann das für Sie tun. Sie lernen, sich das Wort Gottes zu eigen zu machen.

Leider kennt Satan das Wort Gottes besser als die meisten Christen. Als er Jesus in der Wüste in Versuchung führte, zitierte er aus den Psalmen und dem 5. Buch Mose. Satan setzt darauf, dass Sie mit der Wahrheit des Wortes Gottes nicht genug vertraut sind, sodass er Sie erfolgreich verführen kann, sich ihm anzuschließen. Er kann Ihr Denken kontrollieren und Sie dann beschuldigen, als käme dieser Gedanke von Ihnen! Somit haben Sie sowohl den schlechten Gedanken als auch die Schuld daran – alles aus seiner Hand. Wir können vom Feind so leicht getäuscht werden!

Wir brauchen geistliche Unterscheidungskraft

Sollten Ihnen Gedanken kommen, wie die, dass Sie von Gott nicht geliebt werden oder dass er Sie abgelehnt hat, halten Sie diese Gedanken fest und fragen Sie sich: „Woher kommen diese Gedanken? Stammen sie aus dem Wort Gottes?" Nein, das tun sie nicht, denn Gottes Wort sagt, dass Gott in uns Christen wohnt und uns liebt und dass uns nichts von seiner Liebe trennen kann.

> *Wer bekennt, dass Jesus der Sohn Gottes ist, in dem bleibt Gott und er in Gott. Und wir haben erkannt und geglaubt die Liebe, die Gott zu uns hat.* ***Gott ist Liebe,*** *und wer in der Liebe bleibt, bleibt in Gott und Gott bleibt in ihm* (1. Johannes 4,15-16).
>
> *Denn ich bin überzeugt, dass weder Tod noch Leben, weder Engel noch Gewalten, weder Gegenwärtiges noch Zukünftiges, noch Mächte, weder Höhe noch Tiefe, noch irgendein anderes Geschöpf uns wird scheiden können von der* ***Liebe Gottes,*** *die in Christus Jesus ist, unserem Herrn* (Römer 8,38-39).

Sie brauchen geistliches Unterscheidungsvermögen in Bezug auf die Quelle Ihrer Gedanken. Das bedeutet, dass man unter der Führung des Heiligen Geistes den Ursprung eines Gedankens untersucht. Gedanken können auch Ihrem eigenen Gedankenleben entspringen. Wenn Ihre eigenen Gedanken nicht mit dem Wort Gottes übereinstimmen, dann verwerfen Sie sie auf dieselbe Weise!

Wenn Furcht oder Angst Sie in Versuchung führt – Angst vor der Zukunft, Menschenfurcht, Angst vor Ablehnung, Angst vor Versagen, Angst vor dem Tod oder irgendeine der anderen mehr als viertausend Arten von Ängsten, die zu Ihnen sprechen könnten – dann können Sie direkt das Wort Gottes in Anspruch nehmen und erklären: „Das ist nicht von Gott. Laut seinem Wort hat Gott uns nicht den Geist der Furcht gegeben! Ich höre mir das nicht länger an!“ Sie ergreifen die Lüge und verwerfen sie als Gedankengebäude.

Denn Gott hat uns nicht gegeben den Geist der Furcht, sondern der Kraft und der Liebe und der Besonnenheit (2. Timotheus 1,7 LUT).

Die Lügen des Feindes, über die Sie früher nachgedacht haben, werden Ihre Persönlichkeit weniger beeinflussen, weil Sie sich nicht mehr auf sie konzentrieren. Es wird Ihnen immer leichter fallen, lügnerische Gedanken des Feindes zu verwerfen. Sie werden sie als das erkennen, was sie sind, sie verwerfen und weitergehen. Auf diese Weise werden Sie ein Überwinder. Niemand sonst kann das für Sie tun. Nur Sie selbst.

Ich habe einen neuen Spruch, der vielleicht ein wenig seltsam klingt: „Dinge, die nicht von Gott sind? Ab ins Klo damit und runterspülen!“ Das ist es, was Sie zu Hause tun. Sie spülen die giftigen Körperabfälle hinunter. Tun Sie das auch in Ihrem Leben! Reden Sie nicht selbstmitleidig über Ihre Krankheit oder Ihr Unwohlsein. Sagen Sie nicht zu jemandem: „Weißt du, was der Teufel mit mir macht?“ Nehmen Sie diese Gedanken gefangen unter den Gehorsam von Jesus Christus. Der Heilige Geist lebt in Ihnen und gibt Ihnen die Kraft und die Macht, diese Entscheidungen zu treffen. Tun Sie es!

Jeder Christ ist ein Teil des Leibes Christi. Wissen Sie, für welchen Teil ich mich halte? Ich bin der Darm! Was? Wie kann ich das sagen? Im Leib Christi bin ich der Darm, denn ich helfe Ihnen, geistliche „Nahrung“ zu verdauen und die giftigen Abfälle loszuwerden! Ich erkenne, welcher Teil von dem, was Sie aufnehmen, nahrhaft ist und welcher Teil einfach weggespült werden muss!

Die Überwindung von Gedankengebäuden ist eine mächtige Waffe, die Gott uns gegeben hat, um den Feind zu bekämpfen. Warum sollten Sie seine Hilfe ignorieren? Das wäre so, als würde ein Soldat in die Schlacht ziehen und sein Gewehr zurücklassen. Werfen Sie diese Gedankengebäude und alles, was nicht der Erkenntnis Gottes entspricht, über Bord. Was ist die Erkenntnis Gottes? Sie ist Kraft, sie ist Liebe und sie ist *ein gesunder Verstand*!

Ihren Sinn erneuern

Und seid nicht gleichförmig dieser Welt, sondern werdet verwandelt durch die Erneuerung des Sinnes (Römer 12,2).

Wie wird Ihr Sinn erneuert? Ihr Sinn wird durch die „Waschung mit dem Wasser des Wortes" erneuert bzw. von Satans Lügen und Denkmustern gereinigt: *„Er tat das, um sie* (die Gemeinde) *zu heiligen, indem er sie im Wasserbad seines Wortes reinigte"* (Epheser 5,26 NEÜ). Deshalb befiehlt uns Gott, Tag und Nacht über sein Wort nachzusinnen, unsere Gedanken zu beurteilen und sie mit seinen Gedanken zu vergleichen. Das Wort Gottes lehrt Sie, wie Sie rechtschaffen denken können. Ein erneuerter Geist ist nun in der Lage, schlechten Gedanken entgegenzutreten. Wenn Sie unter Furcht, Sorge oder Belastungsstörungen leiden, ist dies der Weg, um sich davon zu befreien. So werden wir in unserem Denken, Reden und Handeln zu geistlichen Menschen. Das ist der Weg der Heiligung. Sie können lernen, wie Gott möchte, dass Sie denken, und es auf Ihr Leben anwenden.

Ich bitte Gott, unseren Vater, Sie auf Ihrem Weg zu begleiten, damit Sie seinem Ebenbild gleichgestaltet werden können. So schmerzhaft es für die Menschen auch sein kann, sich der Wahrheit über verborgene Dinge in ihrem Leben zu stellen, so ist es doch meine Berufung, diese Wahrheit darzubieten und Ihnen nahezulegen, sich Ihren Ängsten, Sorgen und Sünden zu stellen. Haben Sie keine Angst! Die Erneuerung des Geistes ist etwas, von dem Gott uns sagt, dass es geschehen muss, um die Gedanken des Feindes zu ersetzen.

Gott hat uns diese Wahrheit aus einem sehr guten Grund gegeben. Wir sollen uns von der Art und Weise, wie die Welt denkt und handelt, abwenden, da sie die Domäne Satans ist. Dadurch werden wir von den Krankheiten, die die Welt bekommt, befreit. In Römer 12,1-2 hat Gott uns gesagt, wie wir das tun sollen:

Ich ermahne euch nun, Brüder, durch die Erbarmungen Gottes, eure Leiber darzustellen als ein lebendiges, heiliges, Gott wohlgefälliges Opfer, was euer vernünftiger Gottesdienst ist. Und seid nicht gleichförmig dieser Welt, sondern werdet verwandelt durch die Erneuerung des Sinnes, dass ihr prüft, was der Wille Gottes ist: das Gute und Wohlgefällige und Vollkommene.

Hören Sie auf Gott! Hören Sie nicht auf die Welt!

Von Arthritis geheilt

Don

Ich litt seit fünfunddreißig Jahren an Arthritis und hatte die ganze Zeit über Medikamente eingenommen, um die Schmerzen einzudämmen. Außerdem war ich allergisch auf Dinge wie Staub und Parfüm und hatte häufig Asthmaanfälle.

Eines Tages erhielt ich das Buch *A More Excellent Way* von Dr. Henry Wright. Bevor ich das Buch gelesen hatte, war mir nicht klar, dass ich die Bitterkeit loslassen musste. Als Christ dachte ich, ich hätte allen vergeben, aber in meinem Herzen war immer noch Bitterkeit. Als ich das Buch las, ließ ich zu, dass die Liebe des Vaters, die dort weitergegeben wurde, mich einfach „liebte".

Sie müssen nämlich die biblischen Wahrheiten über Heilung hören, damit Sie geheilt werden können. Sie können nicht bereuen, was Sie nicht wissen. Sobald Gottes Licht auf den Schmutz in Ihrem Leben fällt, können Sie ihn ausfegen und sauber und geheilt werden.

Ich bin heute ein viel glücklicherer Mensch. Ich bin frei von Arthritis, Allergien und Asthma. Ich habe Frieden in meinem Leben und die Freude des Herrn. Es gibt keine Schuld mehr in meinem Leben. Ich bin frei, weil ich weiß, dass mein himmlischer Vater mich sieht, mich hört und mich liebt. Jeder Tag ist besser als der Tag davor.

KAPITEL 5

Wie Krankheiten entstehen

... der dir alle deine Sünde vergibt und heilet alle deine Gebrechen.

Psalm 103,3 (LUT)

Ich hatte schon sehr früh in meinem Dienst eine persönliche Erfahrung in Bezug auf den Zusammenhang von Geist, Seele und Körper. Damals war ich noch ein junger Pastor in meiner ersten Gemeinde, in Florida. Wir trafen uns in einem Ladenlokal und hielten jeden Montagabend Gebetstreffen ab.

An einem Montag hatte das Gebetstreffen gerade begonnen, als eine junge Frau aus der Gemeinde vor dem Gebäude anhielt, hineinrannte und sagte: „Wir sind auf dem Weg zur Notaufnahme! Ich weiß, dass ihr ein Gebetstreffen habt, und ich möchte zuerst Gott eine Chance geben." Sie fuhr fort: „Mein Mann hat eine Art unwillkürlichen Muskelkrampf! Er zittert am ganzen Körper und fällt auf den Boden! Wir wissen nicht, was wir tun sollen!"

Ich rannte auf den Gehweg und riss die Beifahrertür des Autos auf. Ihr Mann lag halb auf dem Sitz und halb auf dem Boden und zitterte heftig. Ich war so erschrocken, dass das Erste, das aus meinem Mund kam, „O Mann!" war.

In jenen Anfangstagen meines Dienstes stand ich noch ganz am Beginn meines Weges, Krankheiten zu verstehen. „Was willst du jetzt tun?", dachte ich bei mir. „Den Notruf anrufen", war die logische Antwort. Aber stattdessen hielt ich inne, um zuerst zu beten. „Vater, ich habe nicht die leiseste Ahnung, was los ist, aber du schon."

Ich hatte im College ein Vorstudium in Medizin belegt und kannte mich daher mit dem menschlichen Körper etwas aus. Ein Wort sprang mir sofort in den Sinn, als ich betete: *Hypothalamus*. Ich ertappte mich dabei, wie ich betete: „Ich übernehme Autorität über den Geist der Angst, der dem Hypothalamus Signale gibt, diesen unwillkürlichen Muskelkrampf zu erzeugen. Ich befehle, dass der Geist der Angst verschwindet und dass der Hypothalamus keine weiteren Informationen von diesem Geist der Angst aufnimmt. Zentrales Nervensystem, sei in Frieden, Muskelkrämpfe, hört jetzt auf, in Jesu Namen." Und einfach so hörte es auf. Der Mann setzte sich auf den Beifahrersitz, und seine Frau fuhr ihn nach Hause. Wir gingen zurück ins Gebetstreffen und staunten über das, was Gott gerade getan hatte.

Start einer Reise

Als ich später am Abend nach Hause kam, hatte ich einige ernste Fragen an den Herrn. „Gott, was ist heute Abend passiert? Warum habe ich ‚Hypothalamus' gesagt; was ist der Hypothalamus?" Ich hatte diesen Teil des Gehirns in den Jahren jenes Vorstudiums zwar ein wenig studiert, aber das bedeutete nicht viel. Die Leute erfinden diese medizinischen Fachbegriffe, die man meist nicht richtig aussprechen kann! Deshalb nahm ich eines meiner Lehrbücher von damals mit dem Titel *Pathophysiologie* und begann zu lesen, was der Hypothalamus macht.

Ich war schockiert, als ich feststellte, dass ich richtigerweise zu dem Geist gesprochen hatte, der die Gefühle und Gedanken dieses Mannes übernommen hatte, wodurch er in Angst versetzt worden war. Dies hatte die Hypothalamus-Drüse dazu veranlasst, neurologische Fehlfunktionen auszulösen, die zu den unwillkürlichen Muskelkrämpfen führten, die ihn auf dem Boden seines Autos festhielten. Ich hatte das Richtige gebetet, jedoch nicht die leiseste Ahnung, warum. Aber ich habe in dieser Nacht eine Lektion gelernt, die ich nie wieder vergessen habe: Gott hat Geist, Seele und Körper miteinander verbunden.

Dieser Vorfall war der Beginn meines Weges, die Beziehung zwischen Gedanken und Physiologie zu untersuchen. Das Ergebnis meiner Untersuchungen ist, dass Zehntausende Menschen auf der ganzen Welt nun über das Wissen verfügen, das sie von Krankheiten befreit, und Tausende von den Krankheiten geheilt werden, mit denen sie kämpfen. Es ist mein Wunsch, dieses Wissen auch an Sie weiterzugeben. Einige Details sind ein wenig technisch, aber bitte bleiben Sie fokussiert. Es geht um Ihr Leben und Ihre Gesundheit.

Sie sind ein Wunder!

Gott hat den menschlichen Körper mit einem Plan für Ihre Gesundheit geschaffen. Sie müssen verstehen, wie Ihr Körper aufgebaut ist und wie dieser Plan durch die Entscheidungen, die Sie in Ihrem Gedankenleben treffen, durchkreuzt wird. Wir beginnen ganz am Anfang.

Kurz nach der Befruchtung beginnt die befruchtete Eizelle mit dem Prozess der Zellmitose, d. h. der Vermehrung der ursprünglichen Zellen in weitere formative Zellen. Drei der frühesten Zellen in der Entwicklung Ihres Körpers bilden das *Ektoderm*, das *Mesoderm* und das *Endoderm.* Dies sind erstaunliche Grundbausteine für die Entwicklung des gesamten menschlichen Körpers. Nochmals die Bitte, dass Sie hier gut aufpassen, da diese Details für die Überwindung von Krankheiten wichtig sind.

Schauen Sie sich Abbildung 1 auf der folgenden Seite genau an. So sind Sie beschaffen. Aus dem *Ektoderm* entwickelt, haben Sie ein Gehirn, ein Nervensystem, ein Herz-Kreislauf-System, einen Herzrhythmus, Haut, Haare, Augen, Ohren und Nase. Aus dem *Mesoderm* haben Sie Ihren Herzkreislauf, die Muskeln, die Skelettform, die Nieren, das Knochenmark, die Blutgefäße, die Lymphdrüsen und vieles mehr. Aus dem *Endoderm* schließlich stammen Leber, Lunge, Darm, Harnwege und das endokrine System, zu dem wichtige Drüsen wie die Hypophyse und der Hypothalamus gehören.

Das sind Sie. Das sind Sie in Ihrem Inneren. Sie sind ein geschaffenes Wunder! Und alle diese Systeme sind hochgradig reaktionsfähig und werden durch Ihr Gehirn gesteuert.

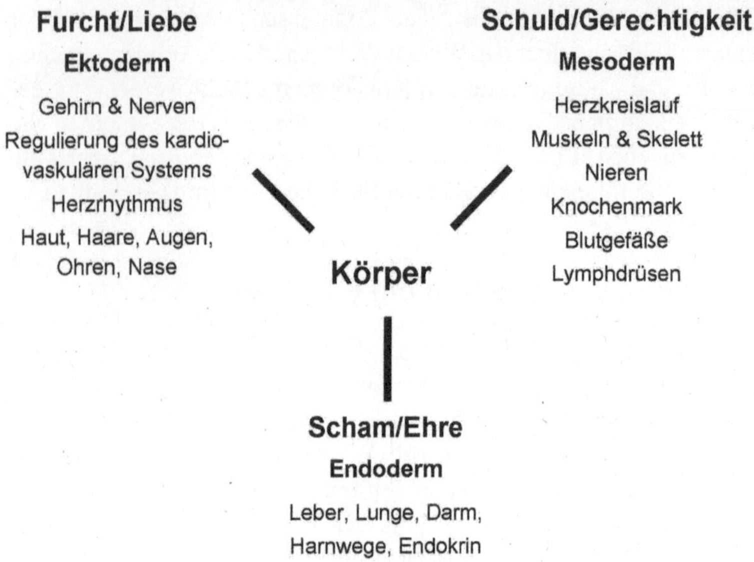

Abbildung 1

Ihr Gehirn und ihr Nervensystem

Ihr Nervensystem besteht aus zwei Teilen. Der erste ist das *somatische* Nervensystem (auch *willkürliches* Nervensystem genannt), das Ihnen die Kontrolle über Ihre Körperbewegungen gibt. Sie können Ihrem Arm befehlen, sich zu heben, und Ihrer Hand, sich am Kopf zu kratzen, wenn Sie das möchten. Dann gibt es noch das *unwillkürliche* oder *sympathische* Nervensystem als Teil des vegetativen Nervensystems, das Gott geschaffen hat, damit Ihr Herz pumpt und Sie atmen können, ohne darüber nachzudenken, und damit Ihre Verdauungsorgane funktionieren, indem sie die Nahrung durch Ihren Körper leiten, ohne dass Sie einen Gedanken daran verschwenden. Wenn Sie jedoch ein Langzeitgedächtnis voller Gedanken haben, die Gottes Wort widersprechen, können diese sowohl das willkürliche als auch das unwillkürliche Nervensystem stören und bewirken, dass sie nicht richtig funktionieren; das nenne ich die funktionelle Störung. *Unwohlsein* ist genau das, wonach es klingt: der Mangel an *Wohlsein* bzw. Gesundheit in Ihrem Geist und den Systemen Ihres Körpers.

Nun wollen wir ein wenig weitergehen. In Abbildung 2 sehen wir uns das Gehirn an. Ihr *limbisches System* ist der Teil des Gehirns, der mit Ihren Emotionen und Ihrem Gedächtnis zu tun hat. Das limbische System besteht aus vier Teilen, aber um die Ursachen von Krankheiten zu verstehen, möchte ich mich insbesondere auf zwei Teile konzentrieren: die Amygdalae und den Hypothalamus.

Die Amygdalae sind zwei mandelförmige Drüsen in der Nähe des Frontallappens in Ihrem Gehirn. Jede von ihnen besteht aus einer Ansammlung von Nervenzellen, die für das verantwortlich sind, was wir die „Kampf-oder-Flucht"-Reaktion auf Notsituationen, Stress oder Angst nennen. Die Amygdalae spielen auch eine wichtige Rolle bei der Speicherung unserer Langzeiterinnerungen. Die Amygdalae und der Hypothalamus sind an unseren tief empfundenen Emotionen beteiligt, sowohl an negativen, wie Panik und Wut, als auch an positiven, wie Liebe und Lachen.

Angst im Gehirn nachvollziehen

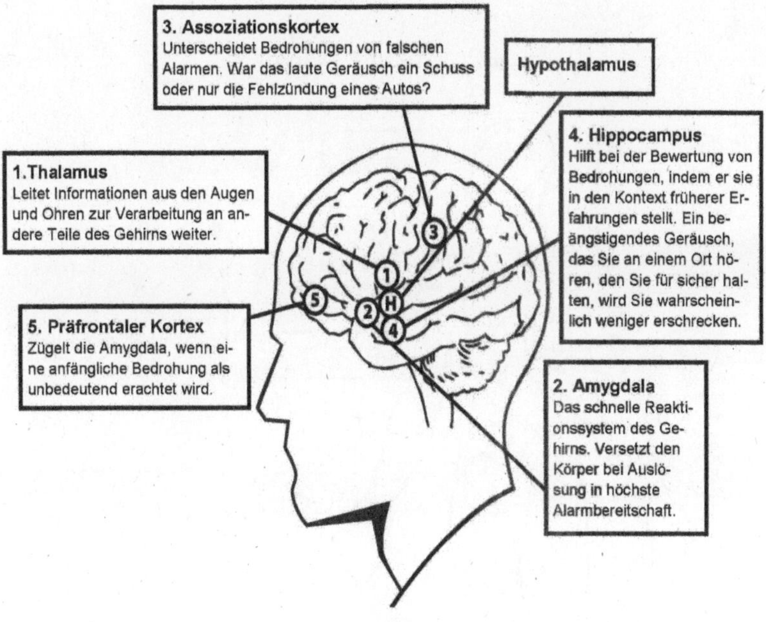

Abbildung 2

Der Hypothalamus: eine kleine Drüse mit einer großen Aufgabe

Wie wirkt sich all dies auf unseren Körper und auf Krankheiten aus? Ich möchte Ihnen nun die Bedeutung der erbsengroßen Drüse namens Hypothalamus erklären. Einmal mehr spielt sie für das Verständnis der geistlichen Ursachen von Krankheiten eine große Rolle. Ich werde nun den spezifischen Weg aufzeigen, den Satan benutzt, um Krankheiten zu verursachen.

Werfen wir einen Blick auf Abbildung 3, um zu sehen, was die Hypothalamusdrüse steuert. Ihr endokrines System ist ein chemisches Botensystem, an dem mehrere wichtige Drüsen in Ihrem Körper beteiligt sind, darunter die Hypophyse, die Nebennieren und die Hypothalamusdrüse. Diese Drüsen schütten Hormone aus, die Ihren Körper im Gleichgewicht halten und für ein reibungsloses Funktionieren sorgen. Von diesen Drüsen gilt der Hypothalamus als das „Gehirn“ bzw. das Kontrollzentrum des gesamten endokrinen Systems. Es ist eine kleine, aber lebenswichtige Drüse in der Mitte Ihres Gehirns.

Das endokrine System

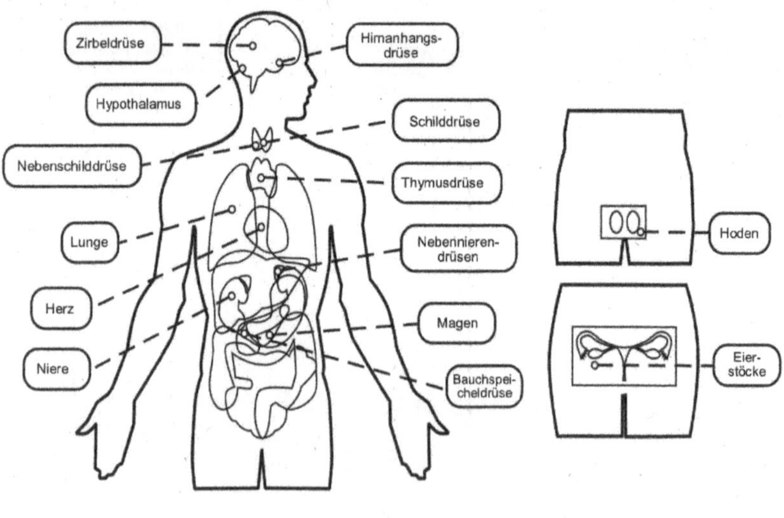

Abbildung 3

Die Hauptaufgabe des Hypothalamus besteht darin, unseren Körper in *Homöostase* zu halten, d. h. in einem gesunden Gleichgewicht. Er reguliert die anderen Drüsen, indem er ihnen sagt, wann sie die Hormone ausschütten sollen, die unser Körper braucht, um in der Homöostase zu bleiben. Ihr Körper arbeitet ständig daran, dieses Gleichgewicht aufrechtzuerhalten, denn ohne es würden Sie eine Störung oder Krankheit entwickeln.

Die Hauptsteuerung

Als Hauptsteuerungsorgan reguliert der Hypothalamus viele körperliche Aktivitäten: Körpertemperatur, Durst, Appetit und Gewichtskontrolle, Emotionen, Schlafzyklus, Sexualtrieb, Geburtsvorgang, Blutdruck und Herzfrequenz, Produktion von Verdauungssäften und Gleichgewicht der Körperflüssigkeiten. Er aktiviert Ihre Schilddrüse, die wiederum Ihren Stoffwechsel, Ihr Energieniveau und Ihre Körperentwicklung beeinflusst. Er regt die Hirnanhangsdrüse an, Wachstumshormone auszuschütten.

Der Hypothalamus arbeitet ständig und steuert die Freisetzung von Hormonen aus den anderen endokrinen Drüsen, um die Homöostase in all diesen Systemen aufrechtzuerhalten. Wenn der Hypothalamus zum Beispiel die Nachricht erhält, dass Ihre Körpertemperatur zu hoch ist, veranlasst er die entsprechende Drüse, Schweiß zu produzieren. Wenn er die Nachricht erhält, dass die Körpertemperatur zu kalt ist, erzeugt er Wärme durch Zittern. Solange Sie nicht krank sind, hält Ihr Körper daher stets eine Temperatur von etwa 37° C aufrecht. Das ist eine erstaunliche Leistung für eine kleine Drüse, von der die meisten Menschen noch nie etwas gehört haben!

Da der Hypothalamus Ihre Herzfrequenz, die eigentliche Kontraktion Ihrer Herzmuskeln und die Wanderung der Nahrung durch das Verdauungssystem reguliert, treten ernsthafte Probleme auf, wenn er nicht normal funktioniert. Eine Störung der Funktion Ihres Herz-Kreislauf-Systems kann zu Bluthochdruck und Herzinfarkten führen. Im Magen-Darm-Trakt können Störungen unter anderem zu Reizdarmsyndrom, Colitis ulcerosa[1], Durchfall, Erbrechen und Übelkeit führen.

---

[1] Eine chronisch-entzündliche Darmerkrankung beim Menschen.

Worüber Sie nachsinnen, reguliert den Hypothalamus

Der Hypothalamus spielt eine zentrale Rolle in der Beziehung zwischen Geist, Seele und Körper, über die wir schon gesprochen haben. Es ist sehr wichtig, dass Sie das verstehen. Die Großhirnrinde umhüllt den größten Teil des Gehirns. Sie ist für die Verarbeitung von Informationen, unser Denken, das Sprachverständnis, das Lösen von Problemen und – für diese Studie am wichtigsten – unser Langzeitgedächtnis zuständig.

Wenn Sie Gedanken der Angst, Sorge, Bitterkeit, Wut oder des Selbsthasses pflegen, empfangen die Amygdalae diese starken negativen Emotionen und Gedanken und interpretieren sie als Bedrohung. Der Rest des limbischen Systems schaltet auf Überlebensmodus und die Hypothalamusdrüse reagiert darauf.

Wenn Ihr Hypothalamus solche Nachrichten empfängt, kann er überfordert sein. Das Ergebnis kann eine Hypo- oder Hyperaktivität des endokrinen Systems, neurologische Fehlsignale und ein Ungleichgewicht der Neurotransmitter sein. Ihre Gedanken und der böse Geist dahinter haben die ordnungsgemäße Funktion der Hypothalamusdrüse gestört, und eine Hypothalamusdrüse, die nicht im Frieden ist, führt zu vielen Krankheiten und gesundheitlichen Störungen.

In Tabelle 1 sehen Sie die Liste der Krankheiten, die aus einem Mangel an Homöostase resultieren. Er beeinträchtigt das Magen-Darm-System, führt zu sexuellen Störungen (Impotenz und Frigidität), Hautkrankheiten (Ekzeme, Neurodermitis, Akne), Diabetes und Amenorrhoe, Müdigkeit und Lethargie, übermäßigem Essen, Depressionen und Schlaflosigkeit. Darüber hinaus kann es zu koronarer Herzkrankheit, Bluthochdruck, Schlaganfall, Herzrhythmusstörungen, Spannungskopfschmerzen, Muskelverspannungen, Rückenschmerzen, rheumatoider Arthritis, verwandten entzündlichen Erkrankungen, Asthma, Heuschnupfen, Immunsuppression und Autoimmunerkrankungen führen – allesamt als Folge einer Fehlfunktion des Hypothalamus, die einen Mangel an Homöostase zur Folge hat.

Beispiele für stressbedingte Krankheiten und Zustände	
Zielorgan oder -system	**Krankheit oder Zustand**
Kardiovaskuläres System	• Koronare Herzkrankheit • Bluthochdruck • Schlaganfall • Herzrhythmusstörungen
Muskeln	• Spannungskopfschmerzen • Rückenschmerzen durch Muskelkontraktion
Bindegewebe	• Rheumatoide Arthritis (Autoimmunerkrankung) • Verwandte entzündliche Erkrankungen des Bindegewebes
Pulmonales System	• Asthma (Überempfindlichkeitsreaktion) • Heuschnupfen (Überempfindlichkeitsreaktion)
Immunsystem	• Immunsuppressivum oder - schwäche • Autoimmunerkrankungen
Magen-Darm-System	• Geschwür • Reizdarmsyndrom • Durchfall • Übelkeit und Erbrechen • Colitis ulcerosa (chronisch-entzündliche Darmerkrankung)
Urogenitalsystem	• Diurese • Impotenz • Frigidität
Haut	• Ekzem • Neurodermitis • Akne
Endokrines System	• Diabetes mellitus • Amenorrhoe

Zentrales Nervensystem	• Müdigkeit und Lethargie • Typ-A-Verhalten[2] • Übermäßiges Essen • Depression • Schlaflosigkeit

Tabelle 1

Die medizinische Wissenschaft stimmt darin überein, dass der Hypothalamus auf unsere Emotionen reagiert. Die Wissenschaftler sind sich einig, dass unser Gedankenleben – durch starke negative Gedanken und Emotionen – ein Ungleichgewicht der Homöostase verursachen kann. Wie ich Ihnen bereits versichert habe, bin ich kein Feind der Wissenschaft. Sehen Sie sich nur die Informationen an, die sie für unser Verständnis der physischen Funktion des Gehirns und der Hypothalamusdrüse geliefert hat.

Die Wissenschaft bestätigt, dass es eine direkte Entsprechung zwischen Angst bzw. Sorge und Herzklopfen gibt.[3] Es gibt auch eine direkte Entsprechung zwischen Feindseligkeit und Koronararterienthrombose.[4] Und es besteht ein direkter Zusammenhang zwischen Scham und Reizdarmsyndrom.[5]

---

[2] Dieses Verhaltensmuster zeichnet sich durch eine hohe Leistungs- bzw. Wettbewerbsorientierung, beruflichen Ehrgeiz, verstärktes Konkurrenzverhalten, Ungeduld, ständige Kontrollambitionen und einen erhöhten Muskeltonus aus. Personen mit Typ-A-Verhalten haben zudem häufig ein labiles Selbstwerterleben (Quelle: https://lehrbuch-psychologie.springer.com/glossar/typ-verhalten; Zugriff am 12.08.2022).

[3] P. Tyler und D. Baldwin, „Generalised Anxiety Disorder", *Lancet* 368 (2006): 2156-66.

[4] Daichi Shimbo et al., „Hostility and Platelet Reactivity in Individuals Without a History of Cardiovascular Disease Events", *Psychosomatic Medicine* 71 (2009): 741-7.

[5] D. A. Drossman et al., „A Focus Group Assessment of Patient Perspectives on Irritable Bowel Syndrome and Illness Severity," *Digestive Diseases and Sciences* 54 (2009): 1532–41.

Der Hypothalamus ist das Einfallstor, das der Feind benutzt

Wie ist nun unser Geistmensch an dieser Beziehung zwischen dem Verstand, der Hypothalamusdrüse und der Krankheit beteiligt? Denken Sie daran, dass die Seele (der Verstand und die Emotionen) die Brücke zwischen der geistlichen Welt und der physischen Welt ist. Gott benutzt die Hypothalamus-Drüse, um das *Gleichgewicht* der Homöostase aufrechtzuerhalten. Der Teufel benutzt sie, um ein *Ungleichgewicht* der Homöostase zu schaffen. All dies geschieht durch unsere Gedanken.

Wenn der Hypothalamus durch Versuchungen zu einer Fehlfunktion veranlasst werden kann – und wenn ein Mangel an Homöostase Krankheiten verursachen kann –, dann *hat der Feind eine offene Tür, um Krankheiten in unser Leben zu bringen, nicht wahr?* Die Hypothalamus-Drüse ist das Einfallstor des Feindes, um Krankheiten in unserem Körper zu erzeugen. Lassen Sie uns das noch einmal durchgehen. Folgendermaßen geht er vor:

1. Der Feind verführt uns mit Gedanken, die sich dem Wort Gottes widersetzen, mit sündigen Gedanken, wie z. B. Unversöhnlichkeit, Bitterkeit, Selbsthass, Gier, Neid, Eifersucht, Zorn, Feindseligkeit, Angst, Stress und Unruhe. Diese sind Teil des Gesetzes der Sünde.
2. Machen wir uns diese sündigen Gedanken zu eigen und sinnen über sie nach, statt über das Wort Gottes, werden sie Teil unseres Langzeitgedächtnisses und unserer biologischen Beschaffenheit.
3. Diese ausgeprägten negativen Emotionen und die dahinterstehenden Geister werden von den Amygdalae und der Großhirnrinde an die Hypothalamus-Drüse weitergeleitet, die dann die Fehlsignale an andere lebenswichtige Drüsen in unserem Körper sendet. Das ist aber kein einmaliges Ereignis! Es kann uns Tag für Tag passieren. Infolgedessen gerät unsere Homöostase aus dem Gleichgewicht und wir haben mit schweren Krankheiten zu kämpfen, wie sie in der obigen Tabelle aufgeführt sind, darunter Herzkrankheiten, Krebs, rheumatoide Arthritis, Diabetes und viele mehr.

Was für ein hinterhältiger Plan des Feindes! Denken Sie darüber nach. Die kleine Hypothalamusdrüse ist die einzige Drüse, die Satan und sein Reich brauchen, um Sie in Richtung Krankheit zu lenken! Anstatt dass unser Körper so funktioniert, wie Gott es vorgesehen hat, haben wir eine Funktionsstörung. Hält diese Störung an, kann sie sich in eine ausgewachsene gesundheitliche Störung oder Krankheit verwandeln.

Satan weiß, wie der menschliche Körper funktioniert. Der Feind braucht nur diese eine Drüse, um das ganze Chaos in Gang zu setzen. Er weiß, was er tun muss, um sie ins Ungleichgewicht zu bringen und unsere Gesundheit zu beeinträchtigen. Er ist gut darin – aber Gott ist so viel größer. Deshalb stelle ich Ihnen dieses Wissen zur Verfügung, damit Sie verstehen, wie Sie Satans Pläne, um Sie krank zu machen, bekämpfen können.

Ich möchte, dass Sie den Sieg über den Plan des Feindes für Ihr Leben erringen! Es ist mir sehr wichtig, denn Ihr Leben und Ihre Gesundheit stehen auf dem Spiel. In mir brennt ein Eifer, diese Botschaft an so viele Menschen wie möglich weiterzugeben. Christen, es ist Zeit, aufzuwachen! Die Erlösung ist da. Ich bete dafür, dass der Heilige Geist den Verstand all derer erleuchtet, die diese Seiten lesen. Ich bete dafür, dass jeder diese Wahrheit für sich selbst und seine Lieben annimmt.

Von Lupus geheilt

Lauren

Ich habe einige unglaubliche Heilungen erlebt. Im Jahr 2013 litt ich unter schrecklichen Symptomen aufgrund von Lupus.[6] Ich war mehrmals im Krankenhaus, meine Nieren funktionierten nicht richtig und ich hatte schreckliche Gelenkschwellungen am ganzen Körper. Ich konnte nicht einmal eine Faust machen oder meinen Arm vollständig beugen, weil meine Gelenke ständig geschwollen waren. Ich hatte den Lupus-Schmetterlingsausschlag im Gesicht und wegen der Entzündungen sichtbare Beulen um meine Gelenke.

Als ich die Diagnose Lupus erhielt, wollte ich es nicht wahrhaben. Man gab mir Medikamente, aber sie halfen nicht. Die Ärzte sagten mir, die Krankheit sei ausgebrochen, es gäbe keine Heilung und ich würde für den Rest meines Lebens Lupus haben. Ich verließ das Büro und ging in den Flur. Noch bevor ich das Gebäude verließ, rief ich meine Schwester Anne an und sagte ihr, dass ich mich weigerte, das zu akzeptieren.

Bald darauf nahm ich an einem *For-My-Life*-Seminar teil und mit der Zeit ging es mir durch die Anwendung der biblischen Prinzipien allmählich besser. Heute kann ich sagen, dass ich vollständig von Lupus geheilt bin!

Noch erstaunlicher ist, dass ich vor kurzem mein erstes Kind bekommen habe, einen kleinen Jungen. Als ich noch den Lupus hatte, sagten mir meine Ärzte, ich hätte ein hohes Risiko für Schwangerschaftskomplikationen. Obwohl mein Lupus geheilt war, musste ich zwölf Wochen hintereinander wöchentlich zum Ultraschall. Jedes Mal erhielt ich von den Ärzten die gute Nachricht, dass es meinem Baby gut gehe.

---

[6] Lupus ist eine chronische Autoimmunerkrankung. Die Patientinnen und Patienten bilden eine Vielzahl von Antikörpern gegen körpereigenes Gewebe, die dieses angreifen und Entzündungen in verschiedenen Teilen und Organ-Systemen des Körpers hervorrufen. Diese Entzündungen können im Laufe der Zeit die betroffenen Organe dauerhaft schädigen. Lupus verläuft typischerweise in Schüben und tritt in verschiedenen Formen auf.
Quelle: https://www.lupuscheck.de/lupus/was-ist-lupus.html (03.09.2022).

Ich fühle mich so unglaublich gesegnet, dass der Lupus immer weiter zurückging und ich ein gesundes Kind bekommen konnte. Jetzt kann ich sogar wieder Gymnastik machen und Wasserski fahren. Meine Gesundheit ist vollständig wiederhergestellt. Ärzte erleben nur selten solche Heilungserfolge, deshalb bat mich mein Rheumatologe, weiterhin regelmäßig zu Blutuntersuchungen zu kommen. Das ist jetzt zwei Jahre her, und jedes Mal, wenn ich getestet werde, sind die Ergebnisse normal. Danke, Gott!

Meine Heilung geschah nicht sofort, sondern im Laufe der Zeit. Gott heilt zwar auch sofort, aber seien Sie offen dafür, dass es auch ein erfolgreicher Prozess sein kann.

KAPITEL 6

Die geistlichen Ursachen von Allergien

Furcht ist nicht in der Liebe, sondern die vollkommene Liebe treibt die Furcht aus. Denn die Furcht rechnet mit Strafe ...

1. Johannes 4,18a (LUT)

Ein fröhliches Herz tut dem Leibe wohl; aber ein betrübtes Gemüt lässt das Gebein verdorren.

Sprüche 17,22 (LUT)

Schon früh auf meinem Weg, Menschen zu helfen, erhielt ich einen Anruf von einer Frau, die ganz verzweifelt war. (Ich werde sie Margret nennen.) Margret hatte zehn Jahre lang fast zurückgezogen in einem hygienischen Raum ohne Teppichboden und mit wenig Möbeln verbracht. Sie war gegen fast alles in ihrer Umgebung allergisch geworden. Sie konnte keine Zeit mit ihrem Mann und ihren Kindern verbringen oder mit ihnen essen. Sie aß nur noch ein oder zwei Lebensmittel am Tag.

Margret erklärte, dass ihre medizinische Diagnose Multiple Chemikaliensensitivität bzw. Umweltkrankheit (MCS/EI) lautete. Diese Diagnose wird bei Personen gestellt, die auf viele gängige Chemikalien in ihrer Umgebung allergisch reagieren, wie z. B. auf Pestizide, Parfums, Kunststoffe, Kleidung, Teppichböden und bestimmte Lebensmittel. Es gibt eine breite Palette chronischer Symptome, darunter Kopfschmerzen, Muskel- und Gelenkschmerzen, Müdigkeit, Hautausschläge, Asthma, Gedächtnisverlust und Verwirrung. Ihre

Ärzte waren davon überzeugt, dass die Ursache ihrer Allergien in einer Pestizidbelastung lag, die ihr Immunsystem völlig zerstört hatte.

Margret erklärte mir ihre Beschwerden und flehte mich an: „Pastor Wright, bitte kommen Sie zu mir. Ich kann weder mein Zimmer verlassen noch in ein Flugzeug steigen. Das würde mich mein Leben kosten.“ Ich war von ihrer Bitte überrascht. Margret lebte auf der anderen Seite des Landes und ich war zu diesem Zeitpunkt noch nie für den Dienst gereist. Im Stillen betete ich und antwortete dann: „Okay, Margret, ich weiß nicht, was ich für Sie tun kann, aber ich werde Ihnen zehn Tage meines Lebens schenken.“

Später im Flugzeug schlug ich meine Bibel auf und suchte nach Antworten. In Jakobus 1,5 heißt es: *„Wenn aber jemand von euch Weisheit mangelt, so bitte er Gott, der allen willig gibt und keine Vorwürfe macht, und sie wird ihm gegeben werden.“* „Herr“, betete ich, „das ist eine Krankheit, von der ich nichts weiß, und ich werde versuchen, einer Fremden zu helfen, über die ich nichts weiß. Was tue ich da eigentlich? Habe ich den Verstand verloren?“

Ich durchsuchte die Bibel, um zu sehen, ob es irgendetwas gab, das mit Pestiziden oder Umweltkrankheiten zu tun hatte. Dann führte mich der Herr zu Sprüche 17,22 (LUT): *„Ein fröhliches Herz tut dem Leibe wohl; aber ein betrübtes Gemüt lässt das Gebein verdorren.“*

Als ich über diese Bibelstelle nachdachte, dachte ich auch darüber nach, wie Gott unsere Knochen geschaffen hat. Sie sind viel komplexer als das, woran wir normalerweise denken – das harte Skelett, das es uns ermöglicht, zu stehen und uns zu bewegen. In der Mitte unserer Knochen befindet sich ein schwammartiges Material, das Knochenmark, das ständig unsere roten und weißen Blutkörperchen sowie die Blutplättchen produziert. Die weißen Blutkörperchen spielen eine wichtige Rolle in unserem Immunsystem. Gott hat sie geschaffen, um eindringende Bakterien, Viren und Pilze zu bekämpfen – um alle schädlichen Eindringlinge in unserem Körper zu vernichten. Ohne ein gesundes Immunsystem können wir nicht existieren.

Als ich dann über Sprüche 17,22 nachsann, *„... aber ein betrübtes Gemüt lässt das Gebein verdorren ...“*, dachte ich: „Was könnte das bedeuten, Herr? Könnte es bedeuten, dass ein gebrochener Geist oder ein gebrochenes Herz das weiche Gewebe des Knochenmarks austrocknet, die weißen Blutkörperchen angreift und *das Immunsystem* *zerstört?"* Ich begann mich zu fragen: „Herr, wer hat dieser Frau das Herz gebrochen?"

Heilung eines gebrochenen Herzens

Als ich ankam, war das erste, was die Familie mich fragte: „Hat Gott Ihnen etwas gezeigt?" Ich wandte mich an diese schwerkranke Frau und fragte: „Margret, wer hat dir Schaden zugefügt? Wer hätte Sie eigentlich lieben sollen, hat es aber nicht getan? Wer hat diese Art von Furcht oder Angst in Ihnen ausgelöst?" Es war einen Moment still, dann antwortete sie mir nicht mit Worten, sondern mit Tränen.

Ich verbrachte sieben Tage mit Margret und half ihr, die Macht von Gottes Wort zu verstehen und wie sehr er sie liebt. Ganz gleich, was in ihrem Leben geschehen war, ihre Beziehung zu ihm war nicht zerbrochen. Wir gingen die Schritte der Vergebung und der Beseitigung der schmerzhaften Verletzungen, die sie erlebt hatte, durch. Wir begannen auch, die ängstlichen Gedanken zu verwerfen, die dazu geführt hatten, dass sie isoliert war und Angst davor hatte zu lieben und geliebt zu werden. Margret ließ sich von Gottes Wort leiten, das ihr versicherte, dass seine vollkommene Liebe die Angst in ihrem Leben ausmerzen würde: *„Furcht ist nicht in der Liebe, sondern die vollkommene Liebe treibt die Furcht aus. Denn die Furcht rechnet mit Strafe ...* (1. Johannes 4,18 LUT). Ich erklärte ihr, wie die Angst und Isolation ihr Immunsystem geschwächt hatten.

Am Ende der sieben Tage, in denen sie die Wahrheit von Gottes Wort empfing, verließ Margret zum ersten Mal seit Jahren ihr Zimmer. Sie hatte keine allergischen Reaktionen, als sie durch die Räume ihres Hauses ging und sich mit ihrem Mann und ihren Kindern an den Tisch setzte. Später an diesem Tag ging ich mit ihrer gesamten Familie zum Abendessen in ein Steak-Restaurant. Sie konnte alles auf dem Buffet essen! Keine allergischen Reaktionen! Margret verstand endlich, dass sie von Gott geliebt wurde und dass sie sich selbst lieben konnte. Ihr gebrochenes Herz war geheilt.

Was ist ein gebrochenes Herz?

Wenn wir ein gebrochenes Herz (oder einen gebrochenen Geist) haben, wurden wir durchbohrt, vielleicht aufgrund von verbalem, körperlichem oder sexuellem Missbrauch. Der Feind nimmt diese Tragödien und verleitet uns dazu, verbittert zu werden, voller Selbsthass zu sein und Angst vor Beziehungen zu haben. Wenn wir das zulassen, verwandelt sich die Wunde in eine tiefe Wunde, die nicht heilt, wenn wir uns nicht um die Probleme kümmern. Was wir am Ende haben, ist ein gebrochenes Herz. Das sind Wunden, die am tiefsten gehen, weil jemand, der uns eigentlich hätte lieben und für uns sorgen sollen, uns hintergangen hat.

Eine Person mit gebrochenem Herzen kann nicht ohne Angst Liebe geben und empfangen. Sie ist von einer starken Angst erfüllt, dass man niemandem vertrauen kann und dass sie nie wieder lieben oder von jemandem geliebt werden kann. Diese Angst macht sie vorsichtig, und so zieht sie sich in sich selbst zurück, was zu Isolation führt. Eine Person, die an einem gebrochenen Herzen leidet, glaubt auch, dass niemand den Schmerz versteht, den sie empfindet.

Ich habe einen Doktortitel in christlich-therapeutischer Seelsorge. Wissen Sie, mit wie vielen Menschen ich im Dienst getrauert habe? Ich habe mit Tausenden von Männern und Frauen, deren Herz gebrochen war, zusammengesessen und geweint. Wenn Sie also an einem gebrochenen Herzen leiden, weiß ich, wie es Ihnen innerlich geht. Sie sind in Ihrem eigenen Selbst gefangen. Sie haben so viel Angst und sogar Selbsthass, weil Sie nicht richtig geliebt wurden.

Für mein Leben

Als ich in Sprüche 17,22 las, dass ein betrübtes Gemüt unser Gebein verdorren lässt, wurde mir der Zusammenhang zwischen Denken und Krankheit bei Menschen mit Mehrfachallergien klar. Der Herr zeigte mir, dass die gemeinsame geistliche Ursache dieser multiplen Allergien, wie MCS/EI – und auch einfacher Allergien –, die Angst ist. In Margrets Fall ließ die Angst, die durch ihr gebrochenes Herz hervorgerufen wurde, nicht zu, dass sie in ihren Beziehungen Liebe geben und empfangen konnte.

Viele Menschen mit MCS/EI, denen ich begegnet bin, haben unter emotionalem, verbalem oder sexuellem Missbrauch durch ein Elternteil oder eine andere ihnen nahestehende Person gelitten. Infolgedessen haben sie Angst, ohne Angst zu lieben – und denken Sie daran, dass die Bibel sagt, dass *„Furcht mit Strafe rechnet"* (1. Johannes 4,18 LUT). Ihr gequältes Gedankenleben der Selbstablehnung und Angst hält sie in Knechtschaft. Ihre Freiheit und Heilung werden sie erlangen, wenn sie die Wahrheit in Gottes Wort darüber annehmen, wie er sie sieht, wenn sie also akzeptieren, dass er ein Gott ist, der sie liebt.

Vor Kurzem nahm eine Frau namens Kim an einem unserer einwöchigen *For-My-Life*-Seminars teil. Wir veranstalten die Seminare monatlich auf unserem *Be-in-Health*-Campus. Bei Kim war MCS/EI diagnostiziert worden und sie wog nur noch vierzig Kilo. Es gab nur noch drei Lebensmittel, die sie essen konnte. Weil sie wusste, dass sie sterben würde, war sie in einen anderen Staat gereist, um ihren erwachsenen Sohn ein letztes Mal zu besuchen und sich von ihm zu verabschieden.

Zum Glück lud jemand Kim zu diesem Seminar ein, und sie beschloss, noch einmal Heilung anzustreben. In dieser Woche lernte Kim, dass es Gottes vollkommener Wille ist, dass seine Kinder gesund sind. Sie empfing Gottes Wahrheit über sich und begann, ihr Leben zurückzugewinnen.

In den nächsten Monaten ließ sich Kim auf den Weg der Freiheit von Krankheit ein. Sie *setzte das Wort Gottes* in Bezug auf Vergebung *um*, *verwarf* ängstliche Gedanken und *erneuerte ihre Gedanken* im Wort Gottes. Seitdem hat sie über 20 Kilo zugenommen und ist wieder gesund. Kim und ihr Mann können jetzt wieder reisen und genießen das Leben und Gottes Schöpfung miteinander. Sie ist ein weiterer Beweis dafür, dass die Liebe des Vaters und die heilende Kraft seines Wortes immer größer sind als Satans Pläne.

Was hat sich für Tausende von Menschen wie Kim auf der ganzen Welt geändert, die von ihren Allergien geheilt wurden, nachdem sie diese Lehren gehört hatten? Sie haben sich entschieden, dem Wort Gottes zu glauben und ihren Sinn zu erneuern, indem sie sich auf das Gesetz Gottes statt auf das Gesetz der Sünde eingelassen haben. Ihr Körper reagierte auf das Wort Gottes. Die Überempfindlichkeit und die mit den Allergien verbundenen Entzündungen wurden geheilt. Ihr Immunsystem wurde geheilt und ihre Herzen wurden heil. Ich bin gesegnet, vom Vater gebraucht zu werden, um anderen zu helfen, von chronischen Allergien befreit zu werden.

Die wichtigsten geistlichen Ursachen von Allergien

Laut den US-amerikanischen Zentren für Krankheitskontrolle und -vorbeugung sind Allergien die sechsthäufigste Ursache für chronische Krankheiten in den USA.[1] Wie kann diese Plage auch Christen betreffen, wo doch in Psalm 103,3 steht, dass Gott alle unsere Sünden vergibt und alle unsere Krankheiten heilt? Was ist die Lösung für die Diskrepanz im Leben der Gläubigen?

Wenn Sie im Internet eine einfache Definition von Allergien nachschlagen, werden Sie Antworten wie diese finden: „Eine Allergie ist eine abnormale Reaktion Ihres Immunsystems auf eine Substanz, die normalerweise nicht schädlich ist.“ Um welche Arten von Substanzen kann es sich handeln? Pollen, Tierfelle, Blumen, Parfums, Erdnüsse, Eier, Milchprodukte, Schalentiere, Fasern und mehr. Allergien zu haben, bedeutet, dass Sie gegen Gottes Schöpfung allergisch sind, gegen Dinge, die er dafür vorgesehen hat, dass Sie sie genießen. Das ist nicht Gottes Plan.

Medizinische Wissenschaftler sind sich nicht sicher, warum Menschen Allergien bekommen, und sie glauben nicht, dass Allergien geheilt werden können, sondern dass sie nur mit Medikamenten und einer veränderten Lebensweise in den Griff zu bekommen sind. Da haben wir es wieder! Die Mediziner verstehen die Ursache einer Krankheit oder Störung nicht, also behandeln sie nur die Symptome mit Antihistaminika und anderen Medikamenten. Da ich in den letzten dreißig Jahren großartige Ergebnisse mit Menschen erzielt habe, die vollständig von ihren Allergien geheilt wurden, glaube ich, dass Gott mir die Ursache gezeigt hat, die wirklich hinter den Allergien steckt.

Lassen Sie mich noch einmal betonen, was ich oben geschrieben habe: *Die wichtigste geistliche Ursache für Allergien – sowohl für*

[1] „Allergy Facts,“ American College of Allergy, Asthma and Immunology, https://acaai.org/ news/facts-statistics/allergies

multiple als auch für einfache – ist Angst. Insbesondere Angst in unseren Beziehungen.

Furcht als geistliche Ursache

Waren Sie jemals ängstlich? Oder haben Sie jemals eine ängstliche Person gesehen? Sie sind praktisch damit angezogen. Die Angst ist zu einem echten Teil ihrer Persönlichkeit geworden. Das kommt nicht von Gott. Denken Sie daran, dass Gott uns keinen Geist der Furcht gegeben hat: *„Denn Gott hat uns nicht gegeben den Geist der Furcht, sondern der Kraft und der Liebe und der Besonnenheit"* (2. Timotheus 1,7 LUT).

Es gibt so viele moderne Bibelübersetzungen, die den Wortlaut dieses Verses verändert haben. Sie haben den Ausdruck *„Geist der Furcht"* durch das Wort *Furchtsamkeit* ersetzt und den *Geist* ganz weggelassen. Dies widerspricht der Auffassung, dass Angst ein *böser Geist* ist, der uns in Versuchung führen und kontrollieren will.

In 2. Timotheus 1,7 bezeichnet Paulus die Furcht als einen Geist. Auch im Alten Testament, im Buch Hiob, wird die Angst als Geist bezeichnet: *„... kam Schrecken und Zittern über mich, und durchschauerte alle meine Gebeine. Und ein Hauch fuhr an meinem Gesicht vorbei, das Haar an meinem Leib sträubte sich. Da stand jemand, und ich erkannte sein Aussehen nicht, eine Gestalt war vor meinen Augen ..."* (Hiob 4,14-16).

Angst ist nicht nur eine psychische Reaktion, sie ist ein böser Geist, der sich gegen uns verschworen hat. Angst ist ein Geist, der aus dem verborgenen Reich Satans kommt. Gott ist derjenige, der ihn den Geist der Angst nennt. Es wäre klug, wenn wir ihm nicht widersprechen würden.

In Hebräer 11,1 (LUT) heißt es: *„Es ist aber der **Glaube** eine feste Zuversicht dessen, **was man hofft,** und ein Nichtzweifeln an dem, was man nicht sieht."* Im Gegensatz dazu ist **Angst** die Substanz der Dinge, **auf die** wir ***nicht*** **hoffen**! Angst ist ein mächtiger Aspekt von Satans Glaubenssystem. Der Glaube ist zwar stärker als die Angst, aber in diesen beiden Punkten sind sie gleichwertig: Beide projizieren in die Zukunft, und beide verlangen nach Erfüllung. Jesus sagte:

„Euch geschehe nach eurem Glauben!" (Matthäus 9,29b). Der Feind will das durch „Euch geschehe nach eurer Angst!" ersetzen.

Wie wir gesehen haben, erkennt die Wissenschaft einige der Folgen der Angst an. Die meisten Mediziner sind sich einig, dass eine ängstliche Lebenseinstellung Ihre Gesundheit negativ beeinflusst. Viele Menschen wollen das nicht hören, aber ich glaube, dass alle Allergien durch den Geist der Angst verursacht werden. Allergien sind ein Produkt oder eine Folge dessen, wer Sie tief in Ihrem Inneren sind und wie Sie zu Gott, zu sich selbst und zu anderen stehen, und nicht, wie Ihr Körper auf die natürliche Umgebung um Sie herum reagiert.

In Psalm 34,5 heißt es: *„Ich suchte den HERRN, und er antwortete mir; und aus allen meinen Ängsten rettete er mich."* Wenn wir nach dem Herrn suchen und seinen Namen anrufen, werden wir frei werden. Das ist ein Versprechen, das wir uns zu Herzen nehmen sollten.

Die Auswirkungen von Angst auf Ihr Immunsystem

Was passiert, wenn wir uns der Angst statt dem Glauben hingeben und dem Geist der Angst erlauben, unser Leben zu kontrollieren? Um diese Frage zu beantworten, werde ich Ihnen sowohl von einem geistlichen als auch von einem medizinischen Standpunkt aus zeigen, was Allergien verursacht. Dabei werde ich Sie sogar ein wenig herausfordern. Sie werden mich vielleicht zunächst in Frage stellen, aber Sie werden es verstehen, wenn ich fertig bin. Ich will nicht prahlen, aber mit unserer Organisation *Be in Health Global* sind wir weltweiter Experte für die Heilung und Vorbeugung von Allergien.

Lassen Sie uns zunächst über Cortisol sprechen. Cortisol ist ein natürlich vorkommendes Steroid, das von den Nebennieren ausgeschüttet wird. Seine Funktion besteht insbesondere darin, uns in Kampf-oder-Flucht-Situationen zu helfen, die gefährlich sein könnten. Wenn Cortisol jedoch unkontrolliert ausgeschüttet wird, nenne ich das eine *Cortisol-Übersekretion.*

Diesen Begriff verwende ich, um Ihnen zu verdeutlichen, wie diese Cortisol-Ausschüttung funktioniert, nämlich wie ein undichter Wasserhahn. Es wird ständig ausgeschüttet. Wenn Sie nicht in der Lage sind, Ängste, Sorgen und Stress in Ihrem Leben zu bewältigen, wird die stetige Cortisol-Übersekretion Ihr Immunsystem schwächen.

Die Art von Angst, Sorge und Stress, die ich meine, wird nicht durch etwas wie Flugangst oder Angst vor Spinnen ausgelöst. Sie entsteht in erster Linie durch das Scheitern von Beziehungen. Die Hauptursache für Allergien ist, dass Sie sich nicht sicher fühlen und Angst und Sorge in der Liebe und in Beziehungen haben. Cortisol zerstört das Immunsystem nicht aufgrund der Ernährung, sondern aufgrund von Angst!

Ein geschwächtes Immunsystem

Vielleicht schockiert es Sie, wenn Sie erfahren, dass Sie nicht wirklich allergisch auf etwas sind. Was Sie erleben, ist das biologische Phänomen der Angst und die Folgen der Cortisolausschüttung. Sie erleben eine biologische Reaktion, die zu einem geschwächten Immunsystem führt.

Das Immunsystem ist der Teil Ihres Körpers, den Gott geschaffen hat, um Organismen, die für Sie gefährlich sind, zu identifizieren und zu vernichten. Gott hat z. B. mehrere verschiedene Arten von weißen Blutkörperchen geschaffen, die voll entwickelt, einsatzbereit und kampfbereit sein sollen. In diesem Kapitel möchte ich mich auf die weißen Blutkörperchen, die T-Zellen und die B-Zellen, konzentrieren. Wenn Sie ein gesundes Immunsystem haben, kann sich diesen Zellen nichts Fremdes in den Weg stellen. Es gibt jedoch verschiedene Dinge, die Ihr Immunsystem beeinträchtigen können und es daran hindern, Ihnen zu dienen. Übermäßiges Cortisol ist eines davon.

Werfen Sie einen Blick auf Abbildung 4. Wenn ständig Cortisol ausgeschüttet wird, hat dies das Absterben von T-Zellen zur Folge. Einige T-Zellen dienen als Killerzellen, die Viren und andere Eindringlinge angreifen und zerstören. Andere T-Zellen sind dafür zuständig, die Aktivität der B-Zellen zu unterdrücken, sobald der fremde Eindringling neutralisiert wurde. B-Zellen produzieren Antikörper, die ebenfalls wie Killerzellen wirken und die Eindringlinge zerstören.

Wenn zu viel Cortisol ausgeschüttet wird

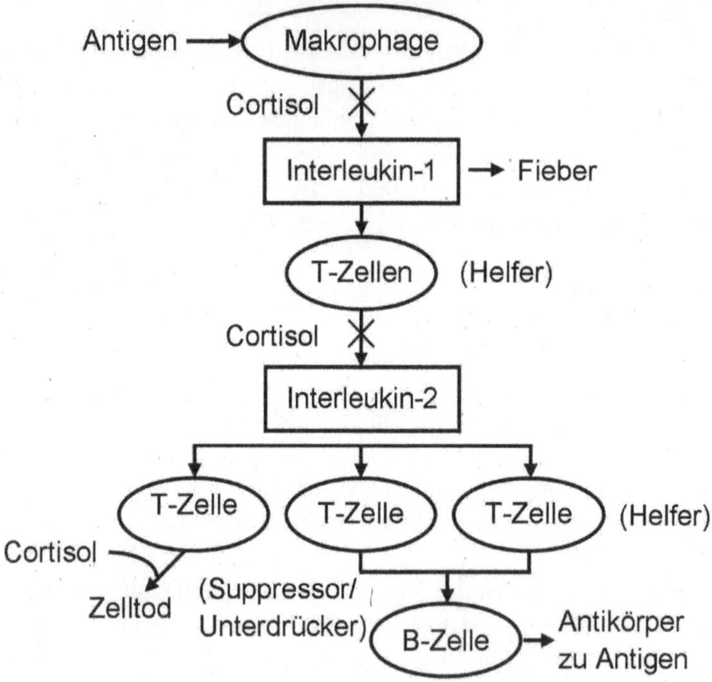

Abbildung 4

Wenn das System zusammenbricht

Folgendes passiert, wenn die Dinge schieflaufen. Da das Immunsystem durch die Übersekretion von Cortisol beeinträchtigt wird, werden die T-Zellen, die helfen, das Wirken des Immunsystems zu steuern, durch das Cortisol zerstört. Gleichzeitig nimmt die Aktivität der B-Zellen zu und wird unverhältnismäßig hoch. Jede Zelle in Ihrem Körper, sowohl gesunde Zellen als auch invasive Zellen, einschließlich Viren, Bakterien und Krebs, hat eine Identifikationsmarkierung, das Antigen. Wenn die Dinge so funktionieren, wie Gott sie geschaffen hat, erkennen die Antikörper die Antigene, greifen die ungesunden Eindringlinge an und zerstören sie.

Funktioniert Ihr Immunsystem dagegen nicht richtig, kommt es leider zu einem Zusammenbruch dieses Systems. Die B-Zellen bilden irrtümlich Antikörper, die die Antigene von natürlichen Substanzen angreifen, die keine Eindringlinge sind. Anstatt Viren und Bakterien anzugreifen, greifen sie Gras, Pollen, Staub, Tierfelle, Parfums und bestimmte Nahrungsmittel an. Ihr Körper reagiert mit einer Überproduktion von Histamin, das verschiedene „allergische" Reaktionen hervorruft, wie juckende Augen, eine laufende Nase, Nebenhöhlenkopfschmerzen und Hautausschläge. Sie können ein *Antihistaminikum* einnehmen, um die Symptome zu lindern, aber das Problem verschwindet dadurch nicht.

In dem Maße, in dem die Aktivität Ihrer T-Zellen abnimmt, nimmt die Aktivität der B-Zellen zu. Je stärker Ihr Immunsystem geschwächt ist, desto komplizierter werden Ihre Allergien, von einfach über mittelschwer bis komplex. Ist Ihr Immunsystem normal, wird die Aktivität der B-Zellen reguliert und es gibt keine Allergien mehr. Sie können in der Nähe von allem sein und alles essen, was Sie wollen, ohne zu reagieren. Eine Allergie ist also die Folge von Angst, Sorge und Stress, die eine *übermäßige B-Zellen-Aktivität* durch das *Absterben von T-Zellen* aufgrund einer *langfristigen Cortisol-Übersekretion* verursachen.

Was ist das Geheimnis, um Allergien zu besiegen?

Wenn eine Person mit Allergien zu uns kommt, müssen wir keine Blutuntersuchung durchführen. Wir wissen, dass diese Person ein geschwächtes Immunsystem hat. Die Anzahl der Allergien, die Sie haben, sagt mir, wie sehr Ihr Immunsystem geschwächt ist. Ich habe schon erlebt, dass bis zu hundert Allergien innerhalb von vierundzwanzig Stunden den Körper einer Person verlassen haben und nie mehr zurückkehrten. Tausende von Menschen auf der ganzen Welt haben keine Allergien mehr, nicht wegen meiner Salbung zur Heilung, sondern weil diese Informationen wahr sind. Menschen, die in mit Folie ausgekleideten Räumen eingesperrt waren und allergisch auf Nahrungsmittel, Gerüche, Parfums und viele andere Dinge reagierten, führen heute ein normales Leben.

Was ist das Geheimnis, um Allergien zu besiegen? Werden Sie sich der Angst bewusst, die die Freisetzung von Cortisol verursacht. Tun Sie Buße, was Ihre Angst, Ihren Stress und Ihre Sorge angeht, und Gott wird Ihnen eine Bluttransfusion für Ihr Knochenmark geben. Gott liebt Sie. Nehmen Sie seine Liebe an und erlauben Sie ihm, Sie von Ihren Ängsten zu befreien. Fangen Sie an, sich selbst zu akzeptieren und sich wieder zu lieben. Erneuern Sie Ihren Sinn in Gottes Wort, während Sie lernen, ihm zu vertrauen und sich auf ihn zu verlassen. Versuchen Sie, die zerbrochenen Beziehungen in Ihrem Leben in Ordnung zu bringen, die die Angst verursacht haben. Vergeben Sie der Person bzw. den Personen, die zu Ihrem Misstrauen und Ihrer Angst vor Beziehungen geführt haben. Wenn Ihr Immunsystem geheilt ist, werden Ihre Allergien der Vergangenheit angehören.

Wie Sie Ihr Immunsystem gesund halten

Ärzte wissen über Cortisol Bescheid und was es mit dem Körper anstellt, wenn es stetig ausgeschüttet wird. Warum können sie Ihnen aber nicht helfen? Die Mediziner versuchen Ihr Immunsystem mit Hilfe von Vitaminen, Kräutern und Reformkost zu stärken. Aber die Ernährungsprobleme sind nicht die Ursache. Die Ursache ist die Angst. Die Ärzte machen Ihnen also noch mehr Angst, Sie könnten die falschen Lebensmittel essen. Meine Frage an die Ärzte lautet deshalb: „Warum tun Sie immer noch etwas, das nicht funktioniert?" Die Angst erzeugt das Cortisol, das das Immunsystem zerstört. Wir schaffen Gefängnisse für die Menschen, keine Orte der Freiheit.

Wie können wir unser Immunsystem gesund erhalten? Erlauben Sie Gott, dass er sein Wesen in Ihnen entwickelt. Zu Gottes Wesen gehören die neun Früchte des Geistes, die im fünften Kapitel des Galaterbriefs aufgeführt werden: *„Die Frucht des Geistes aber ist Liebe, Freude, Friede, Langmut, Freundlichkeit, Güte, Treue, Sanftmut, Selbstbeherrschung"* (Galater 5,22-23 SLT). Der Heilige Geist ist die dritte Person der Gottheit und repräsentiert unter anderem das Wesen Gottes. Um also ein Immunsystem zu haben, das so ist, wie Gott es für Sie vorgesehen hat, sollte Ihr Wesen Liebe, Freude, Frieden, Langmut, Güte, Freundlichkeit, Sanftmut, Treue und Selbstbeherrschung zum Ausdruck bringen! Die Bibel sagt, dass es kein Gesetz gibt, das diese Dinge besiegen kann! Das Wesen Gottes in Ihnen ist es, was ein gesundes Immunsystem hervorbringt.

Ich möchte, dass Sie diese Schlacht gewinnen! Um Ihrer Gesundheit willen sollten Sie so viel Angst wie möglich loswerden, denn sie stammt nicht von Gott, sondern vom Feind. Lassen Sie den Heiligen Geist sein wunderbares Wesen in Ihnen formen. Der Feind wird Sie vielleicht noch in Versuchung führen, aber er kann Ihnen nichts anhaben. Übernehmen Sie die Verantwortung für Ihr Leben!

Einfache Allergien und Kinder

Vor einiger Zeit hielt ich eine Konferenz in Neuengland und zwei sehr besorgte Eltern brachten ihren kleinen Jungen mit einem schweren Ekzem zu mir, das die Hälfte seines Gesichts bedeckte. Der Kleine war weniger als ein Jahr alt und die Ärzte hatten ihm so viele Antihistaminika und topische Cremes verschrieben, wie sie nur konnten, aber nichts half. Die Eltern fragten mich: „Was können wir tun?“ Wie in ihrer Situation verschreiben die Ärzte in den meisten Fällen von solchen Hautallergien ein topisches Mittel und ein Antihistaminikum. Aber was ist die eigentliche Ursache des Problems?

An diesem Tag schaute ich diesen Eltern geradewegs in die Augen und fragte: „Kann es sein, dass einer von Ihnen damit kämpft, sein Kind so zu lieben und zu akzeptieren, wie es ist?“ Damit stach ich in ein wahres Wespennest. In solchen Situationen ist es nicht meine Absicht, gemein zu sein. Ich möchte niemand beschuldigen. Aber hier geht es um Leben und Tod.

Die Mutter brach auf der Stelle in Tränen aus und gestand, dass sie diejenige war, die dieses Problem hatte. Als sie schwanger war, hatte sie sich ein Mädchen gewünscht. Als ihr Sohn geboren wurde, war sie nicht besonders motiviert, eine Bindung zu ihm aufzubauen oder ihn zu versorgen. Sie war eine christliche Mutter. Sie hat ihn nur ungern gestillt und selten mit ihm gekuschelt. Das Baby verstand nichts von alledem; es konnte noch nicht einmal Worte verstehen. Alles, worauf das Kind reagierte, war körperliche Berührung bzw. das Fehlen davon.

Die Mutter dieses Kindes war gebrochen und überführt. Sie war sich der Folgen dessen nicht bewusst, dass sie mit ihrem Verhalten ihr Baby letztlich nicht angenommen hatte. Sie schrie zu Gott und tat Buße. Dann kuschelte sie sich an den kleinen Jungen und bat ihn unter Tränen reumütig, ihr zu vergeben. Obwohl er kein Wort von dem verstand, was sie sagte, fühlte sich sein kleiner Geist nun sicher und von ihr angenommen, und sein Körper reagierte, indem er gesund wurde. Das Gesicht des Babys war in kürzester Zeit geheilt.

Viele Menschen entwickeln Allergien, weil sie von ihren Eltern nicht richtig geliebt werden. In den dreißig Jahren meines Dienstes habe ich festgestellt, dass einige Fälle von Ekzemen auf unzureichende Berührungen und Kuschelzeiten im Säuglingsalter zurückzuführen sind. Im Fall des Babys in Neuengland öffnete ein Mangel an Versorgung und Akzeptanz durch seine Mutter dem Geist der Angst Tür und Tor, auch wenn es nicht verstand, was mit ihm geschah.

Wir sind auf diesem Weg, um zu wachsen, um zu lernen, uns in Geist, Seele und Körper zu heiligen. Beugen Sie Allergien vor, indem Sie Familien schaffen, die sich gegenseitig lieben und verzeihen. Bringen Sie ihnen Gottes Wege bei. Veränderung geschieht vielleicht nicht über Nacht, aber sie wird geschehen.

Angst als Blockade der Heilung

Einer der Männer in unserem Team erzählte von den Erfahrungen, die er mit Angst und Allergien in seiner Familie gemacht hat. Vor neun Jahren, als seine Tochter noch nicht ganz ein Jahr alt war, entwickelte sie jahreszeitlich bedingte Allergien. Sie musste immer wieder niesen und ihre Augen waren immer verklebt. Er arbeitete bereits mit *Be in Health* zusammen und versuchte, die Ursache für ihre allergischen Reaktionen zu verstehen und zu beseitigen. Ich fragte ihn: „Was tust du gegen die Allergien?“ „Wir geben ihr ein Antihistaminikum für Kinder“, sagte er, „und lassen sie nicht draußen spielen, bis die entsprechende Jahreszeit vorbei ist. Wir haben uns auch überlegt, ob wir unseren Teppichboden herausreißen sollten.“

Dann fragte ich ihn: „Könnte es sein, dass du Angst vor ihrer Reaktion auf die Umwelt hast? Dass sie zu Hause deine Angst spürt, die bei ihren Allergien eine Rolle spielt?“ Hier haben wir ein Beispiel dafür, dass die Ursache behandelt wurde, es aber immer noch ein Hindernis für die Heilung gab. Die Ursache war eine Angst in der Beziehung, aber die Angst vor den Allergien war selbst eine Blockade. Erkennen Sie den Unterschied?

Er ging nach Hause und sprach mit seiner Frau darüber. Gemeinsam taten sie Buße für den Geist der Angst und legten die ängstlichen Gedanken ab. Nachdem sie Buße getan und um Heilung für ihre Tochter gebetet hatten, beschlossen sie, sich keine Sorgen mehr zu machen und sie einfach ein Kind sein zu lassen. Einen Monat später war ihr kleines Mädchen von diesen Allergien geheilt und sie sind bis heute nicht zurückgekehrt.

Später kam es in derselben Familie zu einer ähnlichen Situation, diesmal mit ihrem kleinen Sohn, der zweieinhalb Jahre alt war. Der Junge schien jedes Mal Durchfall zu bekommen, wenn er Erdnussbutter oder Honig aß. Es war so weit gekommen, dass, wenn der Kleine versuchte, etwas mit Erdnüssen zu essen, seine älteren Geschwister ausflippten und schrien: „Mama, das Baby isst etwas mit Erdnüssen!“ Und die ganze Familie eilte herbei, um ihn zu „retten“.

Ich habe diesem Mitglied unseres Teams eine einfache Frage gestellt: „Bist du bereit, diese Botschaft von mir zu hören? Bist du sicher, dass deine Familie nicht von der Angst vor Erdnüssen durchdrungen ist?“ Der junge Mann und seine Frau sprachen auch diesmal über die Situation und brachten sie im Gebet vor den Herrn.

Sie kamen zu mir zurück und sagten: „Wir haben erkannt, dass wir dem Geist der Angst erlaubt hatten, in unserem Haus eine Atmosphäre der Angst vor diesen Allergien zu schaffen. Wir haben vor Gott Buße getan, und wir haben auch vor unseren älteren Kindern Buße getan. Wir haben ihnen gesagt: ‚Wir haben euch nicht beigebracht, in Bezug auf diese Situation wie Gott zu denken. Stattdessen haben wir eine Atmosphäre der Angst geschaffen. Wir werden nicht mehr mit Angst reagieren.‘“

Am nächsten Tag wagten sie einen Schritt des Vertrauens und testeten dies, indem sie ihrem Sohn ein kleines Sandwich mit Erdnussbutter und Marmelade zum Mittagessen gaben. Er aß es, und sie warteten ab, was passieren würde. Es passierte nichts, und sie hatten nie wieder ein Problem mit Allergien. Sie hatten gebetet, Buße getan und das Wissen, das sie im Glauben hatten, angewandt. Die Angst war von der Familie gewichen.

Denken Sie daran, dass Kinder unsere Unsicherheiten und Ängste spüren können. Als Eltern versuchen wir sehr häufig, unsere Kinder aus Liebe zu beschützen, aber wir können selbst zum Problem werden. Eltern, hier ist ein Wort der Weisheit: Vermeiden Sie es, Ihre Kinder aus Angst vor irgendetwas in ihrem Leben im Übermaß zu kontrollieren! Damit bringen sie ihnen nur bei, auf den Geist der Angst zu reagieren. Überwachen Sie nicht einmal Ihre älteren, noch nicht erlösten Kinder aus Angst. Entfernen Sie diesen Geist der Angst von ihnen. Stehen Sie ihnen stattdessen im Glauben an Gott zur Seite!

Lassen Sie mich an dieser Stelle hinzufügen, dass Sie, wenn Sie im Glauben beginnen, wieder Nahrungsmittel zu essen, auf die Sie allergisch reagiert haben, oder wenn Sie dies mit Ihren Kindern tun, sich von Gott leiten lassen sollten, was den Zeitpunkt und die Vorgehensweise angeht. Im obigen Fall litt der Sohn an einem leichteren Symptom, nämlich Durchfall, und nicht an einer ernsteren allergischen Reaktion. Und allergische Reaktionen können sich sukzessive verschlimmern. Lassen Sie mich also betonen: Seien Sie weise und nehmen Sie alle Änderungen vorsichtig und nur schrittweise vor.

Stellen sie sich ihren Ängsten! Laufen sie nicht weg!

Wenn wir nun dieses Kapitel abschließen, ist es an der Zeit, eine Bestandsaufnahme Ihrer Persönlichkeit zu machen. Wovor haben Sie Angst? Sie müssen sich den Ängsten in Ihrem Leben stellen. Denn diese können Sie und Ihre Gesundheit zerstören. Sie können auch Ihren Lieben großen Schaden zufügen! Seien Sie nicht wie der Strauß, der den Kopf in den Sand steckt. Die einzige Möglichkeit, die Angst zu besiegen, besteht darin, sich ihr zu stellen, statt sie zu vermeiden.

Das Wort Gottes ist Ihr Schwert im Kampf gegen den Feind. Hier sind nur einige wenige Bibelstellen, die Ihr Denken erneuern und Sie aus der Knechtschaft der furchtbaren Lügen des Feindes befreien.

Lassen Sie sich vom Heiligen Geist durch Gottes Wort in die Freiheit führen.

Wenn ich mich fürchte, vertraue ich auf dich (Psalm 56,4 ZÜR).

Fürchte dich nicht, denn ich habe dich erlöst! Ich habe dich bei deinem Namen gerufen, du bist mein (Jesaja 43,1).

Der HERR ist mein Licht und mein Heil, vor wem sollte ich mich fürchten? Der HERR ist meines Lebens Zuflucht, vor wem sollte ich erschrecken? (Psalm 27,1).

Der HERR ist für mich, ich werde mich nicht fürchten. Was könnte ein Mensch mir tun? (Psalm 118,6).

Und er legte seine Rechte auf mich und sprach: Fürchte dich nicht! Ich bin der Erste und der Letzte (Offenbarung 1,17b).

Frieden lasse ich euch, meinen Frieden gebe ich euch. Nicht gebe ich euch, wie die Welt gibt. Euer Herz erschrecke nicht und fürchte sich nicht (Johannes 14,27 LUT).

Heilung für Mutter und Sohn

Marianne

Ich ging zu einem *For-My-Life*-Seminar, um Hilfe für meinen Sohn zu suchen, der eine schreckliche Krankheit hatte. Ich suchte nicht nach Hilfe für mich selbst, obwohl ich jahrelang unter Zöliakie, einer Glutenallergie, und einer Schalentierallergie gelitten hatte. Keiner der medizinischen Ratschläge oder alternativen Medikamente hatte mir je geholfen.

Während des Seminars wurde mir klar, dass ich tiefgreifende Probleme mit Angst und Sorge hatte. Ich bin Mutter von acht Kindern und weiß, dass in der Welt viele Dinge schief gehen können. Jetzt, da mein Sohn krank war, hatte ich Angst, ihn zu verlieren. Ich war so voller Angst und Sorge, dass ich weder schlafen noch essen konnte.

Ich ging mit einem offenen Herzen zu dem Seminar. In den ersten Tagen spürte ich, dass sich in meinem Magen und Darm etwas bewegte, und hatte das Gefühl, geheilt zu werden. Nachdem ich so lange allergisch auf Gluten reagiert hatte, ging ich zu einem der Leiter und sagte: „Ich glaube, ich bin geheilt, aber ich habe Angst, Gluten zu essen.“ Er riet mir, auf Gott zu hören. Der würde mir sagen, wann ich die Entscheidung treffen solle. Noch am selben Tag begann ich, Weizenprodukte zu essen, um zu sehen, ob ich wirklich geheilt war.

Ich konnte es nicht glauben! Keine Reaktion! Früher hätte ich am nächsten Morgen schreckliche Kopfschmerzen gehabt und meine Augen wären zugeschwollen gewesen.

Es ist so schön und erstaunlich, wenn Gott etwas in unserem Leben tut! Ich bin so dankbar. Ich bin erfüllt von Glück, Freude und Dankbarkeit – überwältigender Dankbarkeit. Auch mein Sohn wurde durch die Anwendung dieser biblischen Prinzipien wieder gesund, und dafür bin ich unendlich dankbar. In Gottes Wort investierte Zeit ist immer ein Gewinn!

KAPITEL 7

Die geistlichen Ursachen von Autoimmunerkrankungen

Ich preise dich darüber, dass ich auf eine erstaunliche, ausgezeichnete Weise gemacht bin. Wunderbar sind deine Werke, und meine Seele erkennt es sehr wohl.

Psalm 139,14

Wir haben bereits erkannt, dass 80 Prozent unserer Probleme mit Krankheiten geistliche Ursachen haben, die auf eine Störung unserer Beziehungen zurückzuführen sind – unserer Beziehung zu Gott, seiner Liebe und seinem Wort, unserer Beziehung zu uns selbst oder unserer Beziehung zu anderen.

Wir haben darüber gesprochen, dass unsere Beziehung zu Gott durch Buße wiederhergestellt wird, wenn wir seine Vergebung durch Christus empfangen, Gedanken ablegen, die nicht von ihm sind, und unseren Sinn durch sein Wort erneuern. Unsere Beziehung zu anderen wird wiederhergestellt, wenn wir Buße tun, wenn wir ihnen vergeben oder sie um Vergebung bitten und wenn wir Hass und Bosheit ablegen. Aber was ist mit der gestörten Beziehung zu uns selbst? Wissen Sie, wie viele Menschen mit Selbsthass, Selbstablehnung und der Überzeugung kämpfen, sie seien nicht liebenswert?

In unserer Kultur gibt es eine Plage des Selbsthasses bzw. der Selbstverachtung. Die Menschen finden sich wertlos, setzen sich selbst herab und tragen eine Last von Schuld und Scham mit sich herum, die zu schwer für sie ist. Das ist nicht von Gott zu seiner Ehre, sondern vom Feind zu dessen Ehre. *„Wie er in seinem Herzen denkt, so ist er"* (Sprüche 23,7 KJV) könnte nie wahrer sein als bei Menschen, die glauben, dass weder Gott noch sonst jemand sie liebt. Sie sind überzeugt, dass sie dieser Liebe nicht würdig sind. Wieder einmal liegt die Ursache in den inneren Abläufen unserer Gedanken. Wir glauben den Lügen des Feindes, dass wir uns selbst hassen sollten, anstatt Gottes Wort zu glauben, das uns die Wahrheit seiner Liebe und Erlösung bringt.

Wir sind allergisch gegen uns selbst

Wie wirkt sich also Selbsthass, oder, wie ich es nenne, *ein liebloser Geist*, negativ auf das Immunsystem aus? Ein Mensch, der sich selbst hasst, verweilt ständig bei diesen Gedanken der Selbstablehnung und den Versuchungen des Feindes. Wenn diese Gedanken nicht abgelegt werden, reagiert der Hypothalamus auf die Versuchung, da er darauf aufmerksam gemacht wurde, dass etwas nicht stimmt. Genau wie in den anderen Szenarien beginnt der Hypothalamus, Fehlsignale zu verursachen und die falschen Impulse an andere Teile des endokrinen Systems zu senden. Die Folge ist, dass das Immunsystem geschwächt und beeinträchtigt wird.

Was folgt daraus? Eine Autoimmunerkrankung. Der Körper wird allergisch gegen sich selbst! Wie kann das sein? Weil die Person geistlich allergisch gegen sich selbst geworden ist. Satans Reich hat ihr eingeredet, dass sie ihr eigener schlimmster Feind sein sollte. Infolgedessen ist das Immunsystem geschwächt, und die weißen Blutkörperchen erkennen die Antigene auf den gesunden Zellen im Körper fälschlicherweise als Krankheit oder Eindringling und greifen sie an. Die weißen Blutkörperchen bzw. T-Zellen erhalten das Signal, das gesunde Gewebe sei der Feind, und werden es entweder zerstören oder eine Entzündung auslösen. Ein Autoimmun-Bluttest zeigt, dass die Antikörper das eigene gesunde Gewebe angreifen.

Der Körper greift den Körper an, weil die Person sich selbst geistlich durch Selbstablehnung, Selbsthass und Verbitterung gegen sich selbst angreift. Es kommt eine geistliche Dynamik ins Spiel, bei der die weißen Blutkörperchen dazu verleitet werden, lebendes

Gewebe anzugreifen, während die wahren Feinde oder Eindringlinge, wie Bakterien, Viren und Krebs, ignoriert werden. In dem Maße, wie die Person sich durch Selbstablehnung und Selbsthass geistlich angreift, stimmt der Körper schließlich damit überein und die weißen Blutkörperchen beginnen, den Körper selbst anzugreifen. Hören Sie auf, sich selbst zum Feind zu machen und allergisch auf sich selbst zu reagieren! Das ist ein hoher Preis dafür, dass man sich selbst nicht liebt.

Ein liebloser Geist

Durch die vielen Jahre meines Dienstes bin ich zu dem Schluss gekommen, dass die meisten Autoimmunerkrankungen das Ergebnis eines *lieblosen Geistes* sind, der das Gefühl erzeugt, nicht geliebt zu werden und sich nicht angenommen zu fühlen. Dies führt zu Selbstablehnung, Selbsthass und Verbitterung gegen sich selbst, gepaart mit Schuldgefühlen. Man könnte sogar sagen, dass Autoimmunerkrankungen in erster Linie eine *Krankheit des Selbsthasses* sind, die mit Sorge, Angst und Stress einhergeht. Sie sind eine direkte biologische Folge des geistlichen und seelischen Problems, dass Sie nicht ein für alle Mal akzeptiert haben, wer Sie in der neuen Geburt in Christus sind. Diese Selbstablehnung führt zur Macht der Sünde, die es nicht zulässt, dass Sie Gottes Gerechtigkeit in sich annehmen. Sie können Gottes Verheißungen der Erlösung und der Freiheit in seinem Wort nicht glauben. Sie denken, das gelte nur für andere.

Die Folge ist, dass die Geist-Seele-Körper-Beziehung ins Spiel kommt und der Körper sich selbst angreift. Autoimmunerkrankungen sind die Konsequenz. Es gibt etwa hundert Autoimmunerkrankungen oder -störungen. Dazu gehören Diabetes Typ 1, Morbus Basedow, Lupus, Morbus Crohn, Schuppenflechte, rheumatoide Arthritis, Multiple Sklerose und viele mehr.

Die medizinische Gemeinschaft hat keine Ahnung, was sie mit Autoimmunerkrankungen machen soll. Die Ärzte verstehen die geistlichen Ursachen von Krankheiten nicht, und deshalb behandeln sie Sie, ohne auf Ihre Sünde einzugehen. Sie kennen nicht nur die Ursache nicht, sondern halten auch alle Autoimmunerkrankungen für unheilbar. Zum Glück steht das Wort *unheilbar* nicht in der Bibel!

Wir haben enorme Erfolge bei der Heilung von Autoimmunerkrankungen erlebt, wenn die Menschen sich auf die Wahrheit dieser Lehren einlassen.

Was ist Selbsthass?

Selbsthass ist eine extreme Kraft, die sich in unseren Gedanken gegen uns richtet, um uns anzuklagen. Laut der Bibel ist Satan derjenige, der die Christen Tag und Nacht vor Gott anklagt. „... *denn hinabgeworfen ist der Verkläger unserer Brüder, der sie Tag und Nacht vor unserem Gott verklagte*" (Offenbarung 12,10). Wenn Sie diese sehr tiefen Gefühle der Selbstanklage, sehr tiefen Gefühle des Selbsthasses oder eine tiefe Ablehnung Ihrer Identität verspüren, hören Sie tatsächlich die Stimme des anklagenden Geistes, der Sie vor Gott anklagt.

Deshalb ist 2. Korinther 10,5 (REÜ) so wichtig: „... *reißen wir alle hohen Gedankengebäude nieder, die sich gegen die Erkenntnis Gottes auftürmen. Wir nehmen alles Denken gefangen, sodass es Christus gehorcht.*"

Nehmen Sie diese Gedanken des Selbsthasses gefangen und unterwerfen Sie sie dem Gehorsam von Jesus Christus. Lassen Sie sich nicht von diesen Gedanken und Anschuldigungen des Feindes beherrschen. Lassen Sie sich allein vom Wort Gottes leiten.

Hier ist, was Gottes Wort über Sie sagt: Sie sind „*auf eine erstaunliche, ausgezeichnete Weise gemacht*" (Psalm 139,14), und die Hand Gottes ist über Ihnen (vgl. 1. Petrus 5,6). Wenn Sie wiedergeboren sind, werden Sie sogar als Sohn bzw. Tochter des lebendigen Gottes bezeichnet (vgl. 2. Korinther 6,18). Ihr Name steht im Buch des Lebens im Himmel geschrieben, wie Paulus sagt: „... *und meinen übrigen Mitarbeitern, deren Namen im Buch des Lebens sind*" (Philipper 4,3).

Auf geht's! Kämpfen Sie nicht gegen Ihre Identität an, die durch Jesus Christus im Vater liegt. Als Sie wiedergeboren wurden, sind Sie ein Sohn bzw. eine Tochter des Vaters im Himmel geworden. Sie brauchen eine Bekehrung zu Gottes Wort! Die Hand Gottes liegt auf Ihnen und Sie sind in die Handflächen seiner Hände eingraviert. Sehen Sie, was das Wort über Sie sagt:

Siehe, in meine beiden Handflächen habe ich dich eingezeichnet (Jesaja 49,16).

Denn der HERR wird sein Volk nicht verstoßen, er wird sein Erbteil nicht verlassen (Psalm 94,14).

Denn er hat gesagt: „Ich will dich nicht aufgeben und dich nicht verlassen", sodass wir zuversichtlich sagen können: „Der Herr ist mein Helfer, ich will mich nicht fürchten. Was soll mir ein Mensch tun?" (Hebräer 13,5-6).

Sie werden nicht von Gott abgelehnt, warum also lehnen Sie sich selbst ab?

Wenn Sie sich selbst hassen, führt dies zu Selbstvorwürfen sowie Bitterkeit und Unversöhnlichkeit gegen sich selbst. Gott vergibt Ihnen, aber Sie glauben nicht, dass Sie es verdient haben, und deshalb vergeben Sie sich nicht. Ist Ihnen klar, dass Sie damit das Werk Jesu am Kreuz für sich ablehnen? Sie sagen ihm, dass sein Tod nicht ausgereicht hat, um Sie von dem zu befreien, was Sie sind oder was Sie falsch gemacht haben.

Dies ist ein wirklich wichtiges Thema in Bezug auf unser Bedürfnis, geliebt zu werden. Wir alle haben das Bedürfnis, geliebt zu werden. Gott liebt Sie, aber etwas hat sich zwischen Sie und Gott gestellt, sodass Sie sich nicht geliebt fühlen – Sie fühlen sich abgelehnt. Das ist der Moment, in dem Sie allergisch gegen sich selbst werden. Sie haben vielleicht eine Identität in der Welt – vielleicht sogar eine erfolgreiche –, aber Sie haben keine Identität in Gott. Gott ist der Urheber und Erhalter von allem, was er geschaffen hat, auch von uns. Sie müssen Ihre Identität in Ihm finden und annehmen.

Aufdeckung spezifischer Autoimmunerkrankungen

Diabetes Typ 1 und Ablehnung

Diabetes (mellitus) Typ 1 ist eine Autoimmunerkrankung, bei der die Bauchspeicheldrüse nicht mehr das Insulin produziert, das zur Kontrolle des Blutzuckerspiegels im Körper benötigt wird. Das körpereigene Immunsystem, das zur Bekämpfung schädlicher Bakterien und Viren geschaffen wurde, zerstört fälschlicherweise die insulinproduzierenden Inselzellen in der Bauchspeicheldrüse. Die weißen Blutkörperchen erkennen fälschlicherweise die Antigene auf den Inselzellen der Bauchspeicheldrüse, greifen sie an und „fressen" sie. Infolgedessen produziert die Bauchspeicheldrüse nicht mehr das Insulin, das benötigt wird, um Zucker (Glukose) in unsere Zellen zu transportieren, und der Zucker sammelt sich im Blutkreislauf an. Dies kann zu lebensbedrohlichen Zuständen führen.

Obwohl auch Erwachsene Diabetes Typ 1 entwickeln können, beginnt die Krankheit in der Regel in der Kindheit und ist eine direkte Folge des Lebens in einer feindseligen oder lieblosen familiären Umgebung, insbesondere der Ablehnung durch den Vater. Das Kind beginnt zu denken: „Mit mir stimmt etwas nicht." Es greift sich selbst in seinem Denken und mit seinem Mund an – mit der Folge, dass der Körper den Körper angreift.

Lupus und Schuldgefühle

Lupus ist eine Autoimmunerkrankung, bei der die weißen Blutkörperchen fälschlicherweise die Antigene auf dem Bindegewebe der Organe angreifen. Ihr Immunsystem greift also einmal mehr Ihren eigenen Körper an. Ihre Organe sind das Herzstück Ihrer biologischen Beschaffenheit. Wenn also die weißen Blutkörperchen beginnen, das Bindegewebe um Ihre Organe herum zu zerstören, leiden Sie unter Schmerzen, Müdigkeit, Fieber, Kurzatmigkeit und anderen Symptomen. Bei Lupus ist der primäre Auslösepunkt bzw. die geistliche Ursache die Schuld. Wegen einer Sache im Leben weigert sich die Person, sich selbst zu vergeben und fühlt sich schuldig.

Schuldgefühle sind eine mächtige Kraft gegen uns. Es ist wichtig, dass wir Satans Machenschaften durchschauen und uns selbst vergeben. Schuldgefühle widersetzen sich dem auferstandenen Christus und der Vergebung. Schuldgefühle entspringen einem antichristlichen Geist. Schuldgefühle kommen nicht von Gott! Warum sollten Sie an Dingen in Ihrer Persönlichkeit festhalten, die nicht von Gott kommen?

Lupus gilt als unheilbar, aber ich durfte erleben, dass viele Menschen von dieser Krankheit geheilt wurden. Vor ein paar Jahren betreute ich eine Frau, die einen extremen Fall von Lupus hatte. Sie hatte auch mehrere Fehlgeburten erlitten. Wenn die weißen Blutkörperchen das Bindegewebe auffraßen, war das sehr schmerzhaft und führte zu Entzündungen im ganzen Körper, auch am Nabelschnurgewebe. Die Frau hatte schon Schuldgefühle, bevor die Fehlgeburten begannen, aber ihre Schuldgefühle nahmen zu, obwohl die Fehlgeburten nicht ihre Schuld waren.

Sobald sie von dem Geist der Schuld befreit war und die Wahrheit von Gottes Liebe beherzigt hatte, war sie von Lupus geheilt. Kurze Zeit später wurde sie schwanger und brachte ihr erstes Kind zur Welt. Sie wurde errettet und in ihrem Denken verwandelt; ihre Persönlichkeit veränderte sich und sie erhielt das Geschenk der Gesundheit auf dieser Erde, eine wiederhergestellte Beziehung zu sich selbst und eine wiederhergestellte Beziehung zu ihrem Gott!

Rheumatoide Arthritis und Selbsthass

Rheumatoide Arthritis ist eine entstellende Autoimmunerkrankung. Auch hier stehen die weißen Blutkörperchen unter dem Einfluss eines Geistes und erkennen die Antigene auf dem Bindegewebsknorpel der Gelenke falsch. Sie sagen zu diesem Knorpel: „Wow, du bist der Feind!“ Die weißen Blutkörperchen greifen den Körper an, indem sie dessen Bindegewebsknorpel zerstören, und es kommt zu einer Entzündung.

Alles, was mit dem Skelett oder den Knochen zu tun hat, hat *ein Identitätsproblem* als geistliche Ursache, wie zum Beispiel, dass wir uns mit anderen vergleichen. Menschen mit rheumatoider Arthritis leiden unter Selbstanklage. Sie akzeptieren sich nicht so, wie sie sind. Sie denken, etwas an ihnen sei minderwertig. Sie sehen sich selbst, die Welt und Gott sehr negativ. Infolgedessen werden sie allergisch gegen sich selbst. Wir müssen verstehen, dass wir dazu bestimmt sind, einzigartige Individuen zu sein und nicht ein Klon von jemand anderem. Wir sind wunderbar und einzigartig gemacht. Wir sind nicht nach dem Bild eines anderen Menschen geschaffen – wir sind nach dem Bild Gottes geschaffen.

Das Traurigste an der rheumatoiden Arthritis ist, dass die Betroffenen glauben, sie seien nicht so gut wie alle anderen. Wenn die Gelenke dann ihre Flexibilität verlieren, verformen sich Körperteile, was z. B. zu verkrümmten Fingern und krummen Beinen führt. Am Ende sieht der Betroffene schlechter aus und fühlt sich auch schlechter. Es ist von entscheidender Bedeutung, dass sie ihre negativen Selbstbilder ablegen und beginnen, durch Christus ihre Identität im Vater zu finden.

Multiple Sklerose und Ablehnung der Identität

Multiple Sklerose (MS) ist eine Autoimmunerkrankung, die das Nervensystem betrifft. Bei MS kommt es zu einer Fehlfunktion des Immunsystems und die weißen Blutkörperchen zerstören die Fettsubstanz, die die Nervenfasern in Gehirn und Rückenmark umhüllt und schützt. Diese Hülle über unseren Nerven wird Myelinscheide genannt.

Am besten lässt sich die Myelinscheide mit der Isolierung elektrischer Drähte vergleichen. Ein Kupferdraht, der Strom überträgt, ist mit einer Isolierung überzogen, um Menschen vor Stromschlägen und den Draht vor Beschädigungen zu schützen. Unsere Nerven sind auf ähnliche Weise aufgebaut. Wir haben eine Myelinscheide, die jeden Nerv umhüllt, um uns vor Nervenschmerzen zu schützen und um den Nerv vor Schäden zu bewahren.

Bei Multipler Sklerose verwechseln die weißen Blutkörperchen ein Antigen mit einer Krankheit auf der Myelinscheide. Wenn die weißen Blutkörperchen einen Bissen aus der Myelinscheide nehmen, nennt man das *Sklerose. Multiple Sklerose* bedeutet mehrere Bisse in die Myelinscheide um mehrere Nerven. Die weißen Blutkörperchen können sogar den Nerv selbst durchtrennen, sobald sie die Myelinscheide zerstört haben, und die Nervenschäden können sich zunehmend verschlimmern. In einigen Fällen verlieren Sie die Aktivität in Ihren Gliedmaßen.

Ich muss hier ganz offen sagen, dass Multiple Sklerose tief im Selbsthass verwurzelt ist. Die Person fragt sich: „Warum bin ich hier?“ „Wer bin ich?“ und „Wer interessiert sich für mich?“ Das geht über ein Identitätsproblem hinaus bis hin zur völligen Ablehnung der eigenen Identität. MS ist im Selbsthass verwurzelt.

Vor ein paar Jahren veranstaltete ich eine Konferenz mit dem Titel „Wer bin ich?“. Darin habe ich diese drei sehr wichtigen Fragen diskutiert: „Wer bin ich?“ „Warum bin ich hier?“ „Wer interessiert sich für mich?“ Das sind die Kämpfe, die ich sogar bei Christen sehe. Wir haben die Mentalität eines Waisenkindes. Wer interessiert sich für mich? Der Vater! Wenn Sie seine Liebe annehmen, können Sie die Autoimmunerkrankungen in Ihrem Leben besiegen.

Eine Krankheit der Selbstablehnung liegt vor, wenn Sie nicht akzeptieren, wer Sie in der Schöpfung sind. Schuldgefühle und Scham verfolgen Sie. Sie schauen ständig über Ihre Schulter, um die Anerkennung anderer zu erhalten, und bekommen sie nicht. Einige von Ihnen leben in Familien, die nicht wissen, wie man sich gegenseitig liebt. Andere haben Familien, die wie Hiobs Freunde sind. Sie tun so, als seien sie für Sie da, aber in Wirklichkeit beschuldigen sie Sie. Aber Sie haben einen Vater. *Sie haben DEN Vater.* Machen Sie sich die Prinzipien des Todes nicht zu eigen. Hören Sie damit auf. Machen Sie sich die Prinzipien des Lebens zu eigen.

Erinnern Sie sich: „Ich mag eine Krankheit haben, aber ich bin keine Krankheit!“ Nennen Sie es nicht „meine Krankheit“. Es gibt eine Sünde, die Sie gequält hat, aber Sie sind nicht die Sünde. Sie sind ein Kind Gottes! Nehmen Sie die große Liebe des Vaters zu Ihnen an; er hat Sie zu seinem Eigentum berufen! *„Ich habe dich je und je geliebt, darum habe ich dich zu mir gezogen aus lauter Güte“* (Jeremia 31,3 LUT).

Morbus Crohn und Leistungsstörungen

Morbus Crohn ist eine Autoimmunerkrankung, bei der die Neurotransmitter den weißen Blutkörperchen wieder einmal ein Fehlsignal geben. Die weißen Blutkörperchen beschließen, dass sich das Antigen eines Eindringlings auf der Darmschleimhaut befindet. Wenn sie dann beginnen, die Darmschleimhaut zu „fressen“, führt dies zu Entzündungen, Geschwüren, Blutungen und Schmerzen.

Bei der Untersuchung einer Fallgeschichte nach der anderen bin ich zu dem Schluss gekommen, dass es sich bei Morbus Crohn um eine *Leistungsstörung* handelt, bei der der Betroffene extrem darauf bedacht ist, alles richtig zu machen, um die Menschen um ihn herum zufriedenzustellen. Morbus Crohn ist auch mit Schuldgefühlen verbunden, weil die Person nicht glaubt, dass sie wirklich etwas richtig macht. Infolgedessen wird sie zu einem falschen Lastenträger für andere. Sie greift die Probleme anderer Menschen auf und gibt sich selbst die Schuld, wenn es für diese anderen nicht gut läuft. Sie gibt sich selbst die Schuld für das Unglück anderer Menschen, als wäre sie für deren Versagen genauso verantwortlich wie für ihr eigenes.

Menschen mit Morbus Crohn können sogar hyperventilieren, weil sie befürchten, es könnte ein Problem geben, auch wenn es keines gibt. Es ist ein ständiger, unaufhörlicher Selbstkonflikt, der mit Leistung zu tun hat.

Morbus Basedow und die Schilddrüse

Die Basedowsche Krankheit ist eine Autoimmunerkrankung, bei der sich die weißen Blutkörperchen in der Schilddrüse zusammenballen. Dadurch entsteht eine Schwellung, die die Schilddrüse dazu bringt, dass sie das Hormon Thyroxin überproduziert. Dieser Zustand wird auch als Hyperthyreose bezeichnet. Bei Morbus Basedow leiden Sie unter übermäßiger Müdigkeit, Herzklopfen, einem sich entwickelnden Kropf und hervortretenden Augen. Die Basedow-Krankheit tritt in der Regel bei Frauen auf und kann, wenn sie unbehandelt bleibt, lebensbedrohlich sein.

Die geistliche Ursache hinter der Basedow-Krankheit ist eine Leistungsstörung, die dem Morbus Crohn ähnelt. Die Antwort der Medizin auf Morbus Basedow besteht darin, die Schilddrüse mit radioaktiven Chemikalien zu zerstören und Sie dann für den Rest Ihres Lebens mit Schilddrüsenmedikamenten zu behandeln. Gottes Rezept dagegen ist, dass Sie von den Ursachen, die die Krankheit verursachen, geheilt werden.

Es gibt eine Frau im geistlichen Dienst, die meine Frau Donna und ich sehr gut kennen; ich werde sie Jean nennen. Eines Abends vor ein paar Jahren rief mich Jean aus Kalifornien an und war besorgt über eine medizinische Diagnose, die ihre Schilddrüse betraf. Sie hatte kurz vorher bei einem Arztbesuch die schlechte Nachricht erhalten: „Sie haben die Basedowsche Krankheit. Ich muss Ihre Schilddrüse mit radioaktivem Jod zerstören, damit wir die Krankheit besiegen können."

Jean ist aber nicht nur eine überzeugte, tief im Glauben verwurzelte Christin, sondern sie kennt meine Erkenntnisse schon seit mehreren Jahren. Sie fühlte sich unsicher wegen des Eingriffs und rief mich an und sagte: „Ich habe einen angesehenen Arzt, der auch

Mitglied meiner Gemeinde ist. Er hat bei mir die Diagnose Morbus Basedow gestellt. Ich habe bereits den Beginn eines Kropfes und hervortretende Augen. Die Krankheit ist fortschreitend, weshalb der Arzt meine Schilddrüse zerstören will, um sie zu heilen. Was meinen Sie dazu?"

Zunächst einmal fragte ich sie: „Hat Gott dir bei der Schöpfung eine Schilddrüse gegeben?" „Ja."

„Okay", fuhr ich fort, „ich weiß ein wenig über Autoimmunerkrankungen Bescheid, und ich kenne auch dich ein wenig. Jean, Du kümmerst dich einfach um zu viel. Du hast eine Leistungsstörung. Es gibt so viele Leute, die zu dir kommen. Du lehrst sie und versuchst, ihnen zu helfen. Sie wollen aber nicht auf dich hören. Sie wollen nicht die ersten nötigen Schritte tun, aber sie kommen immer wieder, und du nimmst ihr Versagen auf dich, als wäre es dein eigenes. Gib es zu: Sie machen dich mürbe. Sie rufen dich an und wollen Gebet, aber sie tun nicht, wofür das Gebet steht. Du gehst dabei unter. Du fühlst dich für sie verantwortlich, und jetzt hast du das Gefühl, dass du ihnen gegenüber versagt hast."

Sie begann zu weinen: „Du kennst mich einfach zu gut." „Jean, du hast Schuldgefühle und Selbstvorwürfe zugelassen", sagte ich. „Du musst vor Gott Buße tun." Dann fragte ich sie: „Weißt du, dass du, wenn dein Arzt deine Schilddrüse zerstört, eine weitere Schilddrüsenerkrankung namens Hashimoto-Krankheit bekommst? Du wirst eine Krankheit gegen eine andere eintauschen. Das ist alles, was du bekommen wirst!"

Jean wusste, dass ich mich intensiv mit vielen Krankheiten befasst hatte, darunter auch mit den Forschungsergebnissen über die Behandlung der Basedow-Krankheit. Ja, ein Verfahren ist die Verwendung von radioaktivem Jod, aber ein anderes Verfahren beinhaltet ein Medikament, das man einnehmen kann und welches das Fortschreiten der Basedow-Krankheit sofort stoppt, solange man das Medikament ständig einnimmt. Jean befand sich bereits in einem fortgeschrittenen Stadium der Basedow-Krankheit, aber sie erfuhr gerade die Wahrheit über die geistlichen Ursachen davon. Wir mussten etwas Zeit gewinnen, damit sie diese biblischen Wahrheiten auf ihr Leben anwenden und ihren Heilungsprozess beginnen konnte. Deshalb machte ich einen Vorschlag. „Gehe noch einmal zu deinem Endokrinologen (einem Arzt, der sich auf die von uns untersuchten Erkrankungen des Hormonsystems spezialisiert hat) und bitte ihn um eines dieser Medikamente, das du einnehmen kannst, um das Fortschreiten dieser Krankheit aufzuhalten."

Sie tat es und sagte zu ihm: „Doktor, ich habe mit Pastor Henry Wright gesprochen." Er erwiderte: „Was weiß ein Pastor schon über meine Branche?" Darauf ging sie nicht ein. Sie fuhr einfach fort: „Dr. Wright sagte, es gäbe ein Medikament, das ich einnehmen könne, um das Fortschreiten der Krankheit aufzuhalten, und dies hier ist der Name des Medikaments. Hat er mir die Wahrheit gesagt?" Der Arzt antwortete: „Ja, er hat Ihnen die Wahrheit gesagt. Aber wenn wir einfach Ihre Schilddrüse entfernen, müssen Sie das Medikament nicht nehmen." Sie fragte: „Werde ich im Gegenzug die Hashimoto-Krankheit bekommen?" „Ja, aber zumindest werden Sie am Leben bleiben."

„Ich will das Medikament", sagte sie ihm entschlossen. „Bitte verschreiben Sie es mir. Ich muss noch etwas an meiner Heiligung arbeiten."

Jean begann zu Gott zu gehen, um ihr Herz und ihr Denken zu ändern, und bekannte ihre Sünde, die Lasten anderer Menschen auf sich zu nehmen. Sie betete und begann, täglich aufrichtig über das Wort Gottes nachzusinnen. Sie nahm diese Schuldgefühle und Gedanken der Selbstanklage unter den Gehorsam Jesu Christi gefangen und verwarf sie, weil sie nicht von Gott, sondern vom Feind stammten. Während dieser Zeit nahm sie dieses Medikament.

Etwa einen Monat später begann Jean alle möglichen seltsamen Symptome und Reaktionen zu haben. Sie ging wieder zu ihrem Arzt und sagte ihm: „Seit einem Monat, seit ich dieses Medikament nehme, geht es mir immer schlechter. Jetzt ist es furchtbar. Warum reagiere ich auf das Medikament?" „Lassen Sie mich meinen Test machen", antwortete er. Als er kurze Zeit später zurückkam, hatte der Arzt ein breites Lächeln im Gesicht. „Jean, Sie reagieren auf die Medikamente", gab er zu. „Warum?", fragte sie. „Weil Ihre Schilddrüse normal funktioniert! Es gibt keine Anzeichen mehr für Morbus Basedow!" Preist den Herrn!

Alle Aktivitäten der Autoimmunerkrankung hatten aufgehört. Gott hatte die Schilddrüse von Jean geheilt. Innerhalb kurzer Zeit verschwanden die hervortretenden Augen und der Kropf. Diese Frau ist heute gesund und munter und hat eine gesunde Schilddrüse, weil sie Gottes Wahrheit angewendet hat!

Eine Randbemerkung: Die Hashimoto-Krankheit ist eine andere Autoimmunerkrankung, bei der Ihre Schilddrüse vom Immunsystem zerstört wird, was zu einer *Unterproduktion* des Hormons Thyroxin führt. Infolgedessen verlangsamen sich viele Ihrer Körperfunktionen. Sie nehmen an Gewicht zu und sind müde. Dies wird mit Schilddrüsenmedikamenten behandelt, die Ihren Thyroxinspiegel erhöhen. Auch das Hashimoto-Syndrom ist tief in der Selbstanklage verwurzelt.

Lernen Sie etwas daraus? Sind Krankheiten Zufall oder sind sie geplant? Ich denke, Sie können erkennen, dass der Feind schlauer ist, als Ihnen bewusst ist. Der Teufel setzt auf Ihre Unkenntnis. Er erwartet, dass Sie sich von Ihren Gefühlen und Emotionen leiten lassen und nicht vom Wort Gottes. Aber Gott ist größer als alles, was der Feind Ihnen entgegenschicken kann, wenn Sie ihm und seinem Wort der Wahrheit vertrauen.

Das Gegenmittel gegen Autoimmunerkrankungen

Ich habe das Gegenmittel gegen Selbsthass und Autoimmunerkrankungen. Dieses Rezept kann Ihnen kein Arzt ausstellen. Es ist Psalm 139. Lesen Sie ihn. Lesen Sie ihn ganz. Lesen Sie ihn immer und immer wieder, bis Sie seine Wahrheit von ganzem Herzen verinnerlicht haben. In Psalm 139 werden Sie sich selbst wiederfinden und wie Gott über Sie denkt. Nachfolgend finden Sie nur einen Teil davon:

Du hast mich mit meinem Innersten geschaffen,
im Leib meiner Mutter hast du mich gebildet.
Herr, ich danke dir dafür,
dass du mich so wunderbar und einzigartig gemacht hast!
Großartig ist alles, was du geschaffen hast – das erkenne ich!
Schon als ich im Verborgenen Gestalt annahm,
unsichtbar noch, kunstvoll gebildet im Leib meiner Mutter,

da war ich dir dennoch nicht verborgen.
Als ich gerade erst entstand, hast du mich schon gesehen.
Alle Tage meines Lebens hast du in dein Buch geschrieben –
noch bevor einer von ihnen begann!
Wie überwältigend sind deine Gedanken für mich,
o Gott, es sind so unfassbar viele!
Sie sind zahlreicher als der Sand am Meer;
wollte ich sie alle zählen, ich käme nie zum Ende!
(Psalm 139,13-18 HFA)

Nehmen Sie die Wahrheit von Psalm 139 an, dass Sie *„wunderbar und einzigartig gemacht"* sind und dass Gottes Gedanken über Sie *„überwältigend"* und *„unfassbar viele"* sind! Tun Sie gegenüber diesem Gott, der Sie liebt, Buße darüber, dass Sie sich hassen und ablehnen. Hören Sie mit dieser Selbstanklage auf. Der Feind ist der Ankläger der Geschwister! Warum sollten Sie dem Feind glauben, anstatt dem lebendigen Gott und dem, was er in Psalm 139 sagt? Satan hat Sie vergiftet. Ich gebe Ihnen das Gegengift. Ich gebe Ihnen das Wort Gottes, damit Sie befreit und geheilt werden.

Wenn Sie nicht mit Gott übereinstimmen und nicht an die Wahrheit seines Wortes glauben, praktizieren Sie Selbstvergötterung. Sie sehen sich selbst als Ihren eigenen Ratgeber; Sie glauben, dass Sie mehr wissen als Gott. Sie werden die Quelle Ihrer eigenen Identität. Aber der Vater kannte Sie schon vor Ihrer Geburt, als Sie noch im Mutterleib waren. Sie sind kein Zufall.

Gott hat seinen Heiligen Geist insbesondere dafür gesandt, um Sie durch das Sühneopfer Jesu zu sich zu ziehen, und Sie haben mit „Ja" geantwortet. Nun müssen Sie sich jeden Tag auf diese Botschaft der Erlösung und ihre Bedeutung für Sie einlassen. Als Sie wiedergeboren wurden, sind Sie ein Sohn bzw. eine Tochter des Vaters aller Geister (vgl. Hebräer 12,9) geworden. Warum sollten Sie jetzt an ihm zweifeln? *„Was sollen wir nun hierzu sagen? Wenn Gott für uns ist, wer ist gegen uns?"* (Römer 8,31).

Lassen Sie Gott die Wahrheit in Ihrem Leben sein! Es ist mir egal, was Ihre Mutter oder Ihr Vater zu Ihnen gesagt haben. Es ist mir egal, ob Sie zur Adoption freigegeben wurden. Es ist mir egal, ob Sie ein Waisenkind waren. Jetzt sind Sie kein Waisenkind mehr!

Gott hat Sie als sein Eigentum angenommen! „*Denn ihr habt nicht einen Geist der Knechtschaft empfangen, wieder zur Furcht, sondern einen Geist der Sohnschaft habt ihr empfangen, in dem wir rufen: Abba, Vater!*" (Römer 8,15). Hören Sie auf, mit Gott über diesen Punkt zu streiten. Sie müssen sich nicht länger selbst anklagen! Wenn Sie Gottes Wort glauben, werden Sie frei werden!

Sind Sie bereit, wie Gold geläutert zu werden? Sind Sie bereit, dass Gott die Schlacke aus ihnen herausbrennt, das Zeug, das nicht von ihm ist? Sind Sie wirklich bereit, sich zu ändern? Ich bin hinter Ihnen her, um Ihnen zu helfen. Ich schreibe dies, damit sie eine Offenbarung erhalten, die Sie dazu bringen wird, Verantwortung für Ihr Leben zu übernehmen. Ich habe dies nicht jahrzehntelang studiert, nur um Ihnen etwas Wissen zu vermitteln. Ich möchte, dass Sie die Wahrheit begreifen, dass Sie nicht krank sein müssen. Auf der Grundlage der Verheißungen Gottes können Sie sich entscheiden, das Leben zu haben und es in Fülle zu haben (vgl. Johannes 10,10). Aber das hängt davon ab, dass Sie für das Reich Gottes und seine Wege erwachen. Ich bin hinter Ihnen her, weil der Herr mit seiner Wahrheit hinter Ihnen her ist. Ich bin einfach glücklich, Ihm zu Ihrem Nutzen zu dienen.

Von der Parkinson-Krankheit geheilt

Bill

Bill nahm vor ein paar Jahren an einem unserer Seminare teil. Er litt an der Parkinson-Krankheit. Hier erzählt er nun sein Zeugnis der vollständigen Heilung:

> Als mein Vater achtzig Jahre alt war, saß er in einem Rollstuhl und starb an fortgeschrittener Parkinson-Krankheit. Mein älterer Bruder saß ebenfalls im Rollstuhl und starb mit einundachtzig Jahren an fortgeschrittener Parkinson-Krankheit. Mit Anfang siebzig wurde auch bei mir Parkinson im Frühstadium diagnostiziert. Der Arzt sagte, es sei eine Familienkrankheit und es gäbe nichts, was er für mich tun könne.
>
> Nun, das akzeptierte ich nicht. Ich hatte das erste Buch von Dr. Wright, *A More Excellent Way,* gelesen und entdeckt, dass die geistlichen Ursachen der Parkinson-Krankheit in (bösen) Geistern von unbewältigter Ablehnung, Verlassenheit und aufgeschobener Hoffnung liegen. Als ich an am *For-My-Life*-Seminar teilnahm, tat ich Buße dafür, dass ich diesen Geistern erlaubt hatte, in meinem Herzen und meinem Sinn zu herrschen. Ich befahl diesen bösen Geistern, mich zu verlassen und nie mehr wiederzukommen.
>
> In den nächsten sechs Monaten erneuerte ich mein Denken; ich las jede Schriftstelle über Hoffnung, die ich in der Bibel fand und sann darüber nach.
>
> Am Ende dieser Zeit ging ich zu einem Folgetermin bei meinem Endokrinologen. Nachdem er mich untersucht hatte, sagte er: „Bill, du hast die Parkinson-Krankheit nicht mehr. Es liegt nicht an mir. Setze deine Medikamente ab. Du musst nicht mehr kommen!"

„Preist den Herrn!", schließt Bill sein Zeugnis ab. „Ich bin geheilt! Ich bin gesund! Ich bin ein Wunder!"

Kapitel 8

Die geistlichen Ursachen von Herz-Kreislauf-Erkrankungen

Behüte dein Herz mit allem Fleiß, denn daraus quillt das Leben.

Sprüche 4,23 (LUT)

Im Jahr 2011 führte ich in der Stadt Port of Spain (Trinidad und Tobago) eine *For-My-Life*-Konferenz durch. Nach nur einer halben Stunde am ersten Abend der Konferenz begann ich stark zu schwitzen und fühlte mich sehr unwohl. Ich machte eine kurze Pause und ging in das Büro des Pastors. Eine Ärztin, die an der Konferenz teilnahm, kam, um nach mir zu sehen. Nachdem sie mich untersucht hatte, sagte sie: „Ich glaube, Sie haben einen Herzinfarkt." Ich wurde sofort ins Krankenhaus der Stadt gebracht, aber ich bestand darauf, zu Fuß in die Notaufnahme des Krankenhauses zu gehen, als ich dort ankam. Innerhalb von vierundzwanzig Stunden traf meine Frau Donna aus den Staaten ein. Die Ärzte teilten uns mit, ich hätte einen schweren Herzinfarkt erlitten und mein Herz sei schwer geschädigt. Ich würde eine dreifache Bypass-Operation benötigen, um eine Überlebenschance zu haben. Die Prognose war, dass ich die Operation wahrscheinlich nicht überleben würde.

Mir war klar, dass ich diese Prognose nicht einfach hinnehmen konnte. Ich betete und überstand die Operation ohne Zwischenfälle. Auch wenn ich dreißig Tage lang in einem Krankenhausbett in Trinidad liegen musste, um mich zu erholen, verlor ich nie meinen Frieden. Die Ärzte behandelten mich, als wäre mein Tod unvermeidlich und als bestände ihre einzige Aufgabe darin, mich gerade lange genug am Leben zu erhalten, damit ich nach Hause in die Staaten fliegen könnte. Aber für mich war das nicht unvermeidlich!

Wissen Sie, was ich getan habe? Ich fing an, über die Verheißungen Gottes für mein Leben und meine Gesundheit zu meditieren. Ich nahm täglich „Pillen" aus Gottes Wort, wie zum Beispiel die folgenden, um mich auf dem Weg zu meiner Heilung zu unterstützen: *„Ich werde nicht sterben, sondern leben und die Taten des HERRN verkünden"* (Psalm 118,17 ZÜR). *„Die Freude am HERRN ist eure Stärke"* (Nehemia 8,10 LUT). *„Ein frohes Herz ist die beste Medizin"* (Sprüche 17,22 ZÜR).

Ich verstehe die Prinzipien der Krankheitsüberwindung, weil ich danach lebe. Gott ist derjenige, der alle meine Krankheiten heilt. Wegen des Kreuzes praktizierte ich in dieser Situation meinen Glauben und folgte der Hoffnung und dem Glauben, nicht der Angst. Hätte ich mich auf Hoffnungslosigkeit und Verzweiflung eingelassen, hätte ich keinen Glauben gehabt und wäre wahrscheinlich vorzeitig gestorben. Ich verstehe, was ich lehre, und deshalb war ich ein glücklicher, angenehmer Patient! Ich habe mich nie beschwert, ich hatte nie einen schlechten Tag. Als man mir später den Überweisungsschein für einen Arzt in Amerika aushändigte, hieß es sogar: „Wir möchten Ihnen diesen höchst angenehmen Pastor aus Georgia empfehlen." Dass man mich einen angenehmen Pastor nannte, war ein Wunder für sich!

Wenn ich lehre, donnere ich meist die Wahrheit vom Berg Sinai über das Leben der Menschen, und sie denken, ich sei sauer auf sie. Ich bin aber auf niemanden sauer. Ich bin wütend auf den Feind, der droht, Ihnen und mir das Leben zu nehmen! Ich bin so, wie Gott mich gemacht hat. Ich werde um Ihr Leben kämpfen, gemäß der Wahrheit, die mir aus Gottes Wort offenbart wurde. Und ich werde auch um mein eigenes Leben kämpfen! Ich werde die Wahrheit herausdonnern.

Sie müssen wissen, dass ich auf Ihrer Seite bin. Ich meine, was ich sage und was ich zu erreichen versuche. Sie werden das Wissen und das Vertrauen haben, Gottes Wort der Wahrheit zu glauben und nicht den Lügen des Teufels darüber, wer Sie sind und was Gott in Zukunft mit Ihnen vorhat. Indem ich mich auf Gottes Wahrheit verlasse, sie anwende und Ihnen weitergebe, helfe ich nur Ihrem himmlischen Vater dabei, Ihnen seine Liebe zu zeigen.

Erholung von einer Herz-Kreislauf-Erkrankung

Kurz nachdem ich aus Trinidad zurückgekehrt war, erlitt ich eine kongestive Herzinsuffizienz – unregelmäßiger Herzschlag, Kurzatmigkeit, Husten, Schwindel und Müdigkeit. Als ich in die Herzklinik in Atlanta kam, konnte ich keine sechs Meter gehen, ohne zusammenzubrechen. Sie mussten mich in einem Rollstuhl in die Klinik fahren. Ein Jahr später ging ich wieder in die Klinik, ohne irgendwelche Probleme zu haben. Der Kardiologe musste zweimal hinsehen und sagte: „Wow, Henry, sind Sie das?" „Ja, ich bin es", lächelte ich.

Seit dem Herzinfarkt bin ich alle sechs Monate zu meinen Ärzten gegangen, nur um sicherzugehen, dass alles in Ordnung ist. Mein Kardiologe sagte: „Henry, ich weiß nicht, warum Sie hier sind, ich habe Ihnen nichts zu bieten. Ich habe keine Vorschläge. Sie sollten eigentlich tot sein oder im Halbschlaf auf einer Tragbahre hierherkommen. Und doch sind Sie hier, vital und stark. Ich weiß nicht, was ich mit Ihnen machen soll. In sechs Monaten kommen Sie wieder."

Eine meiner Ärztinnen in Atlanta ist Nephrologin, das heißt, sie hat sich auf die Gesundheit der Nieren im Zusammenhang mit dem Herzen und dem Kreislaufsystem spezialisiert. Als Folge des Herzinfarkts entwickelte sich bei mir eine Niereninsuffizienz der Stufe 3. Aber die Niereninsuffizienz hat sich seither vollständig zurückgebildet. Nachdem sie meine rasche Genesung sowohl von der Herz- als auch von der Nierenerkrankung beobachtet hatte, sagte die Ärztin zu meiner Frau Donna und mir: „Ich führe Ihre bemerkenswerte Genesung von einer tödlichen Krankheit auf drei Dinge zurück, die nichts mit der Medizin oder meiner Arbeit mit Ihnen zu tun haben. Alles, was ich tue, ist, Ihre Fortschritte zu überwachen, aber es gibt noch andere Gründe für Ihre schnelle Genesung."

Dies war eine Spezialistin in Atlanta, die uns diese unaufgeforderten Kommentare gab. „Das sind die drei Dinge", fuhr sie fort. „Nummer eins: Ihr unfassbarer Glaube an Gott." Ich wusste nicht, dass ihr das so sehr aufgefallen war. „Ja, Ihr unfassbarer Glaube an

Gott. Nummer zwei: Wer Sie im Inneren sind." Denken Sie daran, dass die Bibel sagt: *„Wie er in seinem Herzen denkt, so ist er"* (Sprüche 23,7 KJV). Die Bibel sagt auch: *„Der Geist des Menschen kann Krankheit ertragen, doch einen zerschlagenen Geist, wer richtet ihn auf?"* (Sprüche 18,14 REÜ). Ich praktizierte die Dinge, von denen ich wusste, dass sie laut Gottes Wort in Bezug auf meine Gesundheit wahr sind.

Das dritte, was diese Ärztin sagte, war ebenso überzeugend: „Sie sind von Menschen umgeben, die Sie lieben." Dieses Rezept gefällt mir. Ich freue mich darüber, dass eine Ärztin Gottes Wirken in meiner Gesundheit genug erkannt hat, um zu sagen: „Das ist es, was ich über Sie sagen kann, und es hat nichts mit meiner medizinischen Kompetenz zu tun."

Liebe bringt Herzheilung

Ich habe einen interessanten Artikel von Dr. Dean Ornish gelesen, der das bestätigt, was meine Ärztin über das heilende Element der Liebe erkannt hat. Nach jahrzehntelangen Studien und Beobachtungen von Menschen, die ein erhöhtes Risiko für Herzkrankheiten aufwiesen, kam Ornish zu dem Schluss, dass Liebe und innige Beziehungen eine heilende Wirkung haben: „Mir ist kein anderer Faktor in der Medizin bekannt – nicht die Ernährung, nicht das Rauchen, nicht die Bewegung, nicht die Genetik, nicht die Medikamente, nicht die Chirurgie – der einen größeren Einfluss auf unsere Lebensqualität, die Häufigkeit von Krankheiten und den vorzeitigen Tod hätte." Für Dr. Ornish und eine wachsende Zahl anderer Wissenschaftler ist die wirkliche Epidemie in der amerikanischen Kultur nicht die Herzkrankheit, sondern die mit dem Herzen verbundenen emotionalen und geistlichen Krankheiten: Entfremdung, Depression und Einsamkeit.[1]

---

[1] Dean Ornish, MD, "Love Is Real Medicine: Loneliness Fosters Cardiovascular Disease" („Liebe ist echte Medizin: Einsamkeit begünstigt Herz-Kreislauf-Erkrankungen"), *Newsweek*, 2. Oktober 2005. Siehe https://www.newsweek.com/love-real-medicine-121033.

Wir sagen seit Jahren das Gleiche, weil die Bibel es so sagt: *„Furcht ist nicht in der Liebe, sondern die vollkommene Liebe treibt die Furcht aus"* (1. Johannes 4,18).

Seien Sie ein Überwinder!

Sie sehen, dass ich durch mein eigenes Tal des Todesschattens gegangen bin. Ich war zunächst schockiert, dass ich einen Herzinfarkt hatte, hätte es aber eigentlich wissen können. Es öffnete mir die Augen für die Tatsache, dass ich selbst noch Sünde in meinem Leben hatte. Es gab einiges, das ich verdrängt hatte, weil ich glaubte, ich könne *trotzdem* ein Überwinder sein. Ich hatte mich geirrt. Keiner von uns ist *trotzdem* ein Überwinder – wir *sind Überwinder, weil wir uns mit unserer Sündhaftigkeit auseinandersetzen und sie loswerden wollen.* Dann hat sie kein Recht mehr, über uns zu herrschen. Sie mag uns in Versuchung führen, aber wir hören einfach nicht mehr darauf.

Auf meinem Weg durch dieses Tal wurde ich zunächst wie jemand behandelt, der kurz vor dem Tod steht, wie ein Sünder, der keine Hoffnung hat. Die Ärzte dachten nicht an Heilung, Genesung oder Kraft für mein Herz. Aber da war ich nun, ein rechtschaffener Mann, der versuchte, seine Erlösung praktisch umzusetzen. Ich bat den Herrn um Vergebung und nahm die Wahrheit seines Wortes für mich an. Es ging mir von Tag zu Tag besser, aber sie versuchten immer wieder, mir ihre Vorstellung aufzudrücken, ich müsse vorzeitig sterben, und mich entsprechend zu behandeln. Dem wollte ich mich auf keinen Fall beugen. Ich weiß zu viel über Gottes Wort. Es ging mir langsam besser aufgrund dieser Verheißung, die ich mir täglich zu Herzen nahm: *„Ich werde nicht sterben, sondern leben und des HERRN Werke verkündigen"* (Psalm 118,17 LUT).

Und wissen Sie was? Es hat funktioniert! Ich wurde zu einem seltsamen Rätsel für die medizinische Gemeinschaft, die mir sagte, dass ich tot sein sollte, obwohl ich noch lebte. Wenn Sie mich heute sehen, werden Sie feststellen, dass ich eine Vitalität habe, die viele Menschen erschöpft! Ich danke Gott für meine Gesundheit und mein langes Leben. Obwohl ich einen Herzinfarkt erlitten habe, sieht man mir das nicht an!

Ich kenne einige der besten Ärzte in Atlanta. Wenn ich anfange, mit ihnen über den Zusammenhang zwischen Geist, Seele und Körper zu sprechen, wie mein Körper auf meine Persönlichkeit, mein Gedankenleben und Gottes Wort reagiert, starren sie mich nur an. Sie sind nämlich nicht darauf trainiert zu verstehen, dass ich ein Geist mit einer Seele und einem Körper bin. Sie kratzen sich vielleicht am Kopf und sagen: „Sie sollten vielleicht mal zu einem Psychiater gehen". Aber ich weiß, dass Gott die Beziehung zwischen Geist, Seele und Körper, die er geschaffen hat, genutzt hat, um mich wieder gesund zu machen.

Was Ihnen versprochen wurde

Ist Ihnen klar, dass es heute eine Kultur des Todes gibt, der die Menschen auf den Leim gehen? Die Menschen geben ihre Gesundheit auf und sagen Dinge wie: „Ich werde einfach zu alt." Lassen Sie nicht zu, dass diese Worte in Ihrem Herzen wohnen oder aus Ihrem Mund kommen! Sie haben sich auf eine Denkweise eingelassen. Ich habe schon so viele Menschen gesehen, die sich diesen Geist des Todes zu eigen gemacht haben. Irgendwie denken sie, Alter sei gleichbedeutend mit Tod. Aber nur, wenn Sie in Ihrem eigenen Herzen und Verstand so denken.

Ich möchte Sie an das erinnern, was Ihnen verheißen wurde. Psalm 90 ist Ihre Verheißung, und Mose ist der Verfasser. *„Die Tage unserer Jahre sind siebzig Jahre, und, wenn in Kraft, achtzig Jahre ..."* (Psalm 90,10). Gott sagt uns, dass die Lebenserwartung des Menschen *„siebzig Jahre"* und *„wenn in Kraft ... achtzig Jahre"* betragen wird. Mose fährt in Vers 12 fort: *„So lehre uns denn zählen unsere Tage, damit wir ein weises Herz erlangen."* Sie müssen planen, wie Sie Ihre Zeit verbringen – und zwar in Weisheit!

Mose wird aufstehen und Sie richten, denn er war achtzig, bevor er seinen Dienst antrat, und er war „Pastor" einer „Gemeinde" mit zweieinhalb Millionen Menschen! In seinen frühen Jahren war er ein jämmerlicher Versager, aber mit achtzig Jahren wurde er ein Mann des Glaubens. Was ist Ihre Ausrede? Im Reich Gottes gibt es so etwas wie Ruhestand nicht. Sie dienen und „hauen auf den Putz", bis Sie davonfliegen!

Was ich über Herzkrankheiten gelernt habe

Behüte dein Herz mit allem Fleiß, denn daraus quillt das Leben (Sprüche 4,23 LUT).

Nach diesem Herzinfarkt habe ich viel mehr über die geistlichen Ursachen von Herz-Kreislauf-Erkrankungen gelernt. Dabei entdeckte ich auch, wie ich mir selbst helfen kann. Ich erfuhr von einem bestimmten Phänomen bei Herz-Kreislauf-Erkrankungen. Obwohl meine Cholesterinwerte perfekt waren und ich keine anderen peripheren Erkrankungen hatte, hatte sich nämlich dennoch Plaque in meinen Arterien angesammelt und den Herzinfarkt verursacht. Das war der Grund, warum ich mich in Trinidad einer dreifachen Bypass-Operation hatte unterziehen müssen.

Als ich mich näher mit Herz-Kreislauf-Erkrankungen befasste, erkannte ich, dass ich ein kleines Problem geerbt hatte, das ich bisher ignoriert hatte. Jeder Mann in meinem Stammbaum ist an einer Herzerkrankung gestorben. Warum hatte ich nicht daran gedacht, dass es auch mich betreffen könnte? Ich hätte es besser wissen müssen; mein Vater und mein Großvater starben beide an Herzinfarkten. Mein Vater hatte drei davon, und der letzte brachte ihn um. Ich hätte erkennen müssen, dass es auch bei mir etwas gab, das auf diesen Teil meiner Familiengeschichte abzielen würde. Aber ich dachte, ich sei zu geistlich, als dass mir so etwas passieren könnte. Das, liebe Leute, ist die Sünde des Stolzes.

Das Bedürfnis nach der Liebe eines Vaters

Es ist erstaunlich, wie selbstgefällig wir in unserer Selbstgerechtigkeit manchmal werden und nicht wissen, dass es Dinge gibt, auf die wir achten müssen. Ich hatte also keinen Herzinfarkt wegen eines hohen Cholesterinspiegels. Stattdessen habe ich in meiner Generation etwas geerbt, mit dem die Männer in meiner Familie zu kämpfen hatten, nämlich ein Identitätsproblem. Die Männer in meiner Familie haben nie Liebe gegeben oder empfangen – nicht einmal mein Vater, der Pastor war. Ich hatte nicht ein einziges Mal gehört, dass er zu mir gesagt hätte: „Ich liebe dich." Ja, als Einzelkind wurde ich von meinem Vater sogar körperlich, verbal und emotional missbraucht.

Die Männer in meiner Familie waren alle voller Selbsthass, Wut und Zorn. Mein Vater war ein „Wut-Süchtiger". Ich wurde von ihm oft körperlich misshandelt. Einmal wurde ich nur deshalb, weil ich in meinem Schlafzimmer eine Beethoven-Schallplatte anhörte, so heftig verprügelt, dass ich zum Arzt gebracht werden musste, um meine Knochen zu richten. Ich verließ mein Elternhaus im letzten Schuljahr, um meine geistige Gesundheit und mein Leben zu schützen.

Wegen der Wut und des Zorns meines Vaters konnte man mich zwanzig Jahre lang aus keinem Grund in eine Kirche bekommen. Es war eine lange, trockene Zeit. Ich war achtunddreißig Jahre alt, als Gottes Liebe endlich meine verletzte Schale durchdrang und ich zum Glauben an Jesus Christus kam. Ich weiß also, was es heißt, Opfer zu sein. Aber ich kenne auch die Freiheit im Namen und in der Person von Jesus Christus. Ich bin nicht verbittert, denn ich habe meinen himmlischen Vater getroffen, der anders ist und mich liebt. Allerdings hatte ich mit meinem Selbstwertgefühl zu kämpfen, auch wenn ich im Laufe der Jahre erfolgreich war. In mir tobte immer noch ein Kampf, der mich krank machte. Ich dachte, das, was ich praktizierte, sei genug, aber es hat mich erwischt.

Ich habe die Kardiomyopathie (Herzmuskelschwäche) von Familienmitgliedern geerbt, die vor mir gelebt haben. Aufgrund einer Verhärtung der Blutgefäße entwickelte die Innenauskleidung meiner Arterien in der Nähe meines Herzens Risse und Spalten. An diesen Rissen bildeten sich Ablagerungen, die sogenannte Plaque, und verstopften meine Arterien. Obwohl also weder Bluthochdruck noch Cholesterin die Ursache für meine verstopften Arterien waren, waren die Folgen die gleichen.

Ich danke Gott, dass er das, was der Teufel als Zerstörung gedacht hatte, zum Guten gewendet hat. Nach dem Herzinfarkt wurde ich nachdenklicher, verständnisvoller und offener dafür, „mit Furcht und Zittern an meiner eigenen Erlösung zu arbeiten" (vgl. Philipper 2,12). Ich erlaube dem Vater, mein Herz weiter zu erneuern, und ich lehre auch weiterhin andere die Wahrheit darüber, wie wir von den geistlichen Ursachen von Krankheiten befreit werden können, die uns zerstören wollen.

Ich nenne dies meine Reise der Erneuerung. Ich brauche ein T-Shirt, auf dem steht: „Renovierung im Gange. Entschuldigen Sie meinen Staub!"

Der Killer Nummer eins

Wir werden uns nun noch näher mit Herz-Kreislauf-Erkrankungen befassen, die epidemische Ausmaße angenommen haben. Herzkrankheiten sind immer noch die Todesursache Nummer eins in den USA. Nach Angaben der *American Heart Association* waren Herz-Kreislauf-Erkrankungen in den letzten Jahren für fast 840.000 Todesfälle pro Jahr in den USA verantwortlich. Das ist etwa einer von drei Todesfällen im Land. Ungefähr alle vierzig Sekunden erleidet ein Amerikaner einen Herzinfarkt![2]

Warum ist das so? Die Bibel spricht oft über das Herz. Einer der wichtigsten Verse über das Herz ist Sprüche 4,23, in dem Gott uns warnt, dass wir unser Herz *„mit allem Fleiß bewahren"* oder *„behüten"* müssen. Was fließt aus unserem Herzen? Physisch gesehen ist unser Herz das Organ, das das Blut des Lebens durch unseren Körper pumpt. Geistlich gesehen ist das Herz der zentrale Sitz unseres Geistes. Wir müssen lernen, unser Herz zu hüten und den Ursprung (die Quelle) unseres Lebens zu schützen.

> *Mein Sohn, merke auf meine Rede und neige dein Ohr zu meinen Worten. Lass sie dir nicht aus den Augen kommen;* ***behalte sie in deinem Herzen,*** *denn sie sind das Leben denen, die sie finden, und heilsam ihrem ganzen Leibe.* ***Behüte dein Herz mit allem Fleiß,*** *denn daraus quillt das Leben* (Sprüche 4,20-23).

[2] „Heart Disease and Stroke Statistics 2018 At-a-Glance" („Herzkrankheiten- und Schlaganfallstatistik 2018 im Überblick"), https://healthmetrics.heart.org/wp-content/uploads/2018/02/At-A-Glance-Heart-Disease-and-Stroke-Statistics-2018.pdf.

Wir haben den gesundheitlichen Segen, wenn wir im Gehorsam gegenüber Gottes Wort leben. Wenn Sie Gott in die Gleichung der Gesundheit des Herzens einbeziehen, ändert sich alles zum Besseren. Wenn Sie an einer Herzerkrankung leiden oder in Zukunft mit einer gewissen Wahrscheinlichkeit dafür in Frage kommen, möchte der Vater den Kurs Ihres Lebens ändern, und er hat mir das Vorrecht gewährt, Ihnen zu zeigen, wie.

Ärger, Wut und Feindseligkeit

Lassen Sie uns über die wichtigsten zugrunde liegenden geistlichen Ursachen von Herzkrankheiten sprechen. Es gibt mehrere davon: Ärger, Feindseligkeit, Wut, Angst, Sorge, Stress und Herzenshärte.

Im Laufe der Jahre habe ich festgestellt, dass Menschen, die Wut und Feindseligkeit als ihren Lebensstil angenommen haben, sehr anfällig für Herzkrankheiten sind. Ihr Zorn und ihre Feindseligkeit „kochen" knapp unter der Oberfläche ihrer Persönlichkeit und werden dann plötzlich durch irgendein Ereignis – ob groß oder klein – ausgelöst. Ihre Gemüter explodieren, sie schreien andere an, werfen mit Gegenständen und schlagen körperlich zu. Da Zorn, Wut und Feindseligkeit als Versuchungen Satans beginnen, der will, dass Sie sich auf das Gesetz der Sünde einlassen, beeinträchtigen sie Ihren Geist und Körper und führen zu Funktionsstörungen.

Ich habe erlebt, dass Feindseligkeit zu einem hohen Cholesterinspiegel führt. Wut beeinflusst die Aktivität des Nervensystems und erhöht den Blutdruck. Das Risiko eines Herzinfarkts ist nach einem heftigen Wutausbruch zwei Stunden lang doppelt so hoch wie sonst. Unsere Kampf-oder-Flucht-Stresshormone führen dazu, dass sich Plaque ansammelt, nicht aufgrund von Cholesterol, sondern aufgrund von kleinen Rissen in den Arterienwänden. Anhaltende Feindseligkeit bringt, genau wie anhaltende Angst, eine Lawine von Stresshormonen mit sich, die das Immunsystem schwächen.

In den drei Jahrzehnten, in denen ich Fallstudien durchgeführt habe, habe ich auch festgestellt, dass Typ-A-Persönlichkeiten stärker zu Wut und Feindseligkeit neigen. Seit Mitte der 1970er-Jahre haben Kardiologen erkannt, dass die Typ-A-Persönlichkeit aggressiver, ehrgeiziger, kontrollsüchtiger, wettbewerbsorientierter und ungeduldiger ist als andere Menschen und daher anfälliger für Herzkrankheiten ist.[3] Ich wurde von meinem eigenen Vater beeinflusst, eine Typ-A-Persönlichkeit zu haben. Infolgedessen musste ich meine geistliche Verfassung und meine Persönlichkeit ändern und mich von vielen Dingen trennen, die nicht gut für mich waren.

Es gibt Menschen, die tatsächlich süchtig nach starken Emotionen wie Angst, Ärger und Wut werden. Es wird ein Teil von ihnen. Mein Vater war süchtig nach Wut. Wenn das bei Ihnen der Fall ist, müssen Sie sich auf Gottes Wort und seine Wege besinnen, um sich von dem Gesetz der Sünde zu lösen, das zu diesen süchtigen Gedanken geführt hat. Alles, auf das Sie – außer auf Gott – ausgerichtet sind, ist Ihre Sucht.

Eine gerissene Aorta

Vor ein paar Jahren war ich in Minnesota, um eine Konferenz über die Überwindung von Krankheiten zu halten. Ich reiste mit meinem Wohnmobil dorthin, um für mehrere Nächte einen bequemen Platz zum Schlafen zu haben. Ich hatte die Erlaubnis, das Wohnmobil auf dem Grundstück eines anderen geistlichen Dienstes zu parken, das sich in der Nähe des Konferenzortes befand. Am letzten Tag der Konferenz hielt mich der Pastor des anderen Dienstes auf dem Parkplatz an.

„Dr. Wright“, sagte er, „ich weiß, dass Sie an Heilung glauben. Würden Sie bitte für meinen Bruder beten? Seine Aorta ist gerade gerissen und er wurde ins Krankenhaus nach Dallas gebracht. Sie wissen nicht, ob er überleben wird.“ Ich schockierte ihn mit meiner Antwort. „Es tut mir leid, das kann ich nicht tun.“ „Warum nicht?“, stotterte er.

„Ihr Bruder hat eine tödliche Krankheit. Er ist von Wut, Zorn und Feindseligkeit erfüllt. Die Bibel sagt mir, dass ich nicht für eine Krankheit beten soll, die zum Tod führt.“ *„Wenn jemand seinen Bruder sündigen sieht, eine Sünde nicht zum Tod, soll er bitten, und er wird ihm das Leben geben, denen, die nicht zum Tod sündigen. Es*

---

[3] Saul McLeod, “Type A and B Personality,” *Simple Psychology*, https://www.simplypsychology.org/personality-a.html

gibt Sünde zum Tod; nicht im Hinblick auf sie sage ich, dass er bitten solle. Jede Ungerechtigkeit ist Sünde; und es gibt Sünde, die nicht zum Tod ist" (1. Johannes 5,16-17).

Erinnern Sie sich an Kapitel 5? Es war die gleiche Antwort, die ich der Frau des Pastors geben musste, die an metastasiertem Brustkrebs erkrankt war. Wenn ich sage, dass es sich um eine „Krankheit zum Tode" handelt, dann meine ich damit, dass es keine Heilung geben kann, wenn nicht die geistliche Ursache, die zu der tödlichen körperlichen Krankheit geführt hat, behandelt wird. Wenn das nicht geschieht, wird der natürliche Verlauf der Krankheit höchstwahrscheinlich zum Tod der Person führen.

Der Mann war über meine Antwort verblüfft. „Woher wussten Sie, dass mein Bruder genau so ist? Er ist voller Wut und Feindseligkeit, seit er im Alter von sieben Jahren missbraucht wurde. Was kann ich für ihn tun?"

„Ich werde *für Folgendes* beten", antwortete ich. „Ich werde dafür beten, dass die Ärzte ihn am Leben erhalten können, bis Sie nach Dallas kommen. Sie müssen ihm die Wahrheit vermitteln, was Gottes Wort über Wut und Feindseligkeit sagt. Wenn er geheilt werden will, muss er seine jahrelange Wut bereuen und sogar denjenigen vergeben, die ihn vor all den Jahren missbraucht haben. Nicht, weil sie nicht schuldig waren oder nicht Unrecht hatten, sondern weil dies das Einzige ist, was ihm sein Leben zurückgeben und ihn befreien wird. Dann wird Gott ihn heilen. Jetzt wissen Sie, was Sie zu tun haben." Er stimmte zu.

Wir müssen die Wahrheit von Gottes Wort kennen und für uns akzeptieren, um frei zu werden. Das ist die Ursache und Wirkung des Evangeliums von Jesus Christus.

Wie Sie Ärger, Wut und Feindseligkeit überwinden können

Im Kapitel über Allergien haben wir darüber gesprochen, wie wichtig es ist, das Wesen Gottes anzuziehen, um das Gesetz der Sünde in unserem Leben zu überwinden. Auch hier handelt es sich um das Wesen Gottes, wie es in Galater 5,22-23 (SLT) beschrieben wird: *„Die Frucht des Geistes aber ist Liebe, Freude, Friede, Langmut,*

Freundlichkeit, Güte, Treue, Sanftmut, Selbstbeherrschung.“ Wir sollen den alten Menschen mit dem Gesetz der Sünde ablegen und den neuen Menschen mit dem Wesen Christi anziehen. Im Kolosserbrief sagt uns Gott:

> *Jetzt aber legt auch ihr das alles ab: Zorn, Wut, Bosheit, Lästerung, schändliches Reden aus eurem Mund. Belügt einander nicht, da ihr den alten Menschen mit seinen Handlungen ausgezogen und den neuen angezogen habt, der erneuert wird zur Erkenntnis nach dem Bild dessen, der ihn erschaffen hat! ...*
> *Zieht nun an als Auserwählte Gottes, als Heilige und Geliebte: herzliches Erbarmen, Güte, Demut, Milde, Langmut! Ertragt einander und vergebt euch gegenseitig, wenn einer Klage gegen den anderen hat; wie auch der Herr euch vergeben hat, so auch ihr! Zu diesem allen aber zieht die Liebe an, die das Band der Vollkommenheit ist!* (Kolosser 3,8-10, 12-14).

Sinnen Sie über diese Bibelstelle nach. *„Zieht den neuen Menschen an“*, der ein Abbild des Wesens Gottes ist. Bekennen Sie Ihre Sünde des Zorns, der Wut und der Feindseligkeit und ziehen Sie den neuen Menschen der Barmherzigkeit, der Freundlichkeit und der Wahrheit an. Der Heilige Geist, der in Ihnen wohnt, wird Ihnen helfen, sich zu erneuern und zu verwandeln, wenn Sie über Gottes Wahrheit nachdenken. Das sind die Dinge, die Wut und Angst bekämpfen und unsere Persönlichkeit neu definieren werden, sodass sie mit Gottes Wort übereinstimmt.

Angst, Stress und Sorge

Die Bibel sagt, dass in den letzten Tagen die Herzen der Menschen vor Angst versagen werden (vgl. Lukas 21,26). Viele Menschen denken, dieser Vers beziehe sich nur auf etwas Katastrophales in der Zukunft. Aber es gibt genug Furcht und Angst in der Welt, sodass diese Bibelstelle auch auf die heutige Zeit zutrifft! Die Herzen der Männer und Frauen lassen sie vor lauter Angst im Stich. Wir haben Angst vor der Zukunft, Angst voreinander, Angst vor politischen

Entscheidungen und Angst vor Krankheiten. Wir werden von der Angst vor dem Tod geplagt. Und das erste Organ, auf das die geistlichen Ursachen von Angst, Sorge und Stress abzielen, ist das Herz.

Denken Sie daran, dass der Feind Ihnen durch diese Angst und Sorge keine Herz-Kreislauf-Erkrankung zufügen kann, wenn Sie ihm nicht die Erlaubnis dazu geben. Jesus hat das Werk am Kreuz für uns vollendet. Jetzt müssen wir ihm im Gehorsam folgen. Es bringt nichts Gutes, wenn wir im Ungehorsam leben und gleichzeitig versuchen, ihm zu folgen und geheilt zu werden.

Sie sind derjenige, der für Ursache und Wirkung verantwortlich ist. Sie sind dafür verantwortlich, auf Gott und sein Wort einzugehen; Sie sind nicht dafür verantwortlich, auf den Teufel einzugehen. In Hebräer 5,14 (ZÜR) heißt es: *„... die durch Übung ihre Sinne geschärft haben zur Unterscheidung von Gut und Böse.“* Christen müssen lernen, das Gute vom Bösen zu unterscheiden. Sie können nicht sagen: „Der Teufel hat mich dazu gezwungen.“ Sie haben die Verantwortung, Gottes Wort zu suchen, um die richtigen Entscheidungen treffen zu können. Das ist Ursache und Wirkung. Die Bibel sagt: *„Denn in ihm leben wir und bewegen uns und sind wir ...“* (Apostelgeschichte 17,28a). Wir leben in dieser Welt, aber wir müssen uns nicht wie die Welt verhalten. Ziehen Sie stattdessen das Wesen Gottes an. Tun Sie Buße und legen Sie das Wesen Satans ab, das in Ihrem Körper Krankheiten verursacht.

Spezifische Herzkrankheiten

Wir wollen nun einige spezifische Herz-Kreislauf-Erkrankungen und die geistlichen Ursachen dahinter betrachten.

Hypertonie

Hypertonie ist der medizinische Begriff für hohen Blutdruck. Ich weiß, dass manche Fälle von Bluthochdruck eine Begleiterscheinung bestimmter anderer Krankheiten sind, wie Diabetes Typ 1. Aber wenn es in erster Linie um Bluthochdruck geht, sind die geistlichen Ursachen Angst, Sorge und Stress.

Als Folge dieser stressbedingten Ursachen beginnen die Zellmembranen (Wände) der Arterien zu versteifen und sich zusammenzuziehen, was zu einer Verengung der herznahen Blutgefäße führt. Dies hat wiederum einen Widerstand gegen den Blutfluss zur Folge. Wenn sich das Blut in den Herzkranzgefäßen zurückstaut, erhöht sich der Druck auf das Herz. Die Folge ist Bluthochdruck, der unbehandelt zu Herzinfarkten und Schlaganfällen führen kann.

Nach Angaben der *American Heart Association* haben „… fast die Hälfte aller Erwachsenen in den Vereinigten Staaten Bluthochdruck.“[4] Das ist eine Plage, die wir stoppen können, wenn wir uns Gottes Wahrheit darüber zu eigen machen, wie wir Furcht und Angst in unserem Leben überwinden können. Deshalb ist es so wichtig zu verstehen, wie Ihre biologische Beschaffenheit durch die Beziehung zwischen Seele und Körper und durch Versuchung beeinflusst wird. Verwerfen Sie die Versuchungen und unerwünschten Gedanken der Angst und des Stresses des Feindes, tun Sie vor dem Herrn Buße, dass Sie dieses Gesetz der Sünde angenommen haben, erneuern Sie Ihren Geist mit den Wahrheiten des Wortes Gottes und sinnen Sie über die Bibelstellen nach, die uns sagen, dass wir uns vor nichts fürchten oder besorgt sein sollen.

Bei Bluthochdruck verschreiben Ärzte Tabletten, die Betablocker genannt werden. Sie bewirken, dass sich die Blutgefäße entspannen, sodass das Blut wieder in seinen natürlichen Fluss zurückkehren kann. Die Einnahme von Medikamenten wird Ihren Körper wieder ins Gleichgewicht bringen und den Bluthochdruck kontrollieren, aber sie wird Sie nicht von der zugrunde liegenden Ursache heilen. Gottes Wille ist es, dass Sie die Angst, die Sorge und den Stress für immer loswerden. Ich sage Ihnen nicht, dass Sie Ihre Blutdruckmedikamente absetzen sollen. Aber wenn Sie sich auf die Wahrheit von Gottes Wort einlassen und frei von Angst werden, wird Ihr Arzt das Medikament vielleicht aus Ihrem Leben streichen.

---

[4] „More Than 100 Million Americans Have High Blood Pressure, AHA says,“ American Heart Association News, https://www.heart.org/en/news/2018/05/01/more-than-100-million-americans-have-high-blood-pressure-aha-says.

Angina Pectoris

Dies ist eine Art von Brustschmerz, der durch eine verminderte Durchblutung des Herzens verursacht wird. Die Patienten spüren ein Schweregefühl, einen Druck oder sehr schmerzhafte Krämpfe in der Brust aufgrund einer Verdickung der Arterien in der Nähe des Herzens. Es steht in direktem Zusammenhang mit derselben geistlichen Ursache von Furcht, Sorge und Stress, die eine Verengung der Herzkranzgefäße verursacht.

Herzrhythmusstörungen

Diese sind auf eine elektrische Störung in Ihrem Herzschlag zurückzuführen. Es handelt sich um Störungen des Herzrhythmus, die ihre geistlichen Ursachen in Furcht, Sorge und Stress haben. Aufgrund der Beziehung zwischen Geist, Seele und Körper und der Störungen, die falsche Gedanken in Ihrem Körpersystem verursachen können, empfängt das Herz-Kreislauf-System nicht die richtigen elektrischen Signale und der Herzschlag wird unterbrochen.

Mitralklappenprolaps

Bei Herzerkrankungen haben wir festgestellt, dass die Mitralklappe in vielen Fällen aufgrund von neurologischen Fehlsignalen, die Herzrhythmusstörungen ähneln, offen oder geschlossen bleibt. Das Fehlsignal unterbricht die elektrische Verbindung zur Klappe. Auch hier sind die geistlichen Ursachen für die Fehlsignale Angst, Sorge und Stress.

Aneurysmen

Ein Aneurysma ist eine abnorme, ballonartige Schwellung an der Seite einer Arterie, die durch eine Schwäche in der Arterienwand verursacht wird. Es kann sich um ein Aneurysma im Gehirn oder im Herzen handeln; in beiden Fällen handelt es sich um eine Schwellung oder einen Riss der Blutgefäße. Wann immer ich eine Person mit platzenden oder erweiterten Blutgefäßen antreffe, hat sie mit Ärger, Wut und Feindseligkeit zu tun. Krampfadern sind eine andere Form eines Aneurysmas. *„Zürnt ihr, so sündigt nicht; lasst die Sonne* *nicht über eurem Zorn untergehen und gebt nicht Raum dem Teufel"* (Epheser 4,26-27 LUT).

Koronare Herzkrankheit

Dies ist die häufigste Ursache für Herzinfarkte. In erster Linie handelt es sich um eine Verstopfung der Arterien in der Nähe des Herzens, sodass der Herzmuskel nicht mehr mit Sauerstoff versorgt wird. Die koronare Herzkrankheit beinhaltet auch eine Verhärtung der Arterien, die zu einer Verengung dieser Arterien und einer Einschränkung des Blutflusses führt. Jahrelang wurden alle Verengungen der Arterien auf Cholesterolablagerungen zurückgeführt. Ich habe jedoch bei meinem eigenen Herzinfarkt und in den Krankengeschichten anderer gesehen, dass es auch geistliche Ursachen gibt, die für die Ablagerung von Plaque verantwortlich sind. Andere geistliche Ursachen für koronare Herzkrankheiten sind Selbstablehnung, Verbitterung gegen sich selbst und Selbsthass.

Kardiomyopathie

Kardiomyopathie ist eine Erkrankung des Herzmuskels. In den meisten Fällen führt die Kardiomyopathie dazu, dass der Herzmuskel vergrößert, dick oder steif wird. Das Herz funktioniert nicht mehr normal und hat Mühe zu schlagen. Auch die Blutgefäße können sich verhärten und rissig werden. Kardiomyopathie ist eine Folge eines geistlich harten Herzens. Hartherzige Menschen müssen ihr Herz für Gottes Zurechtweisung offenhalten.

Verhärten Sie Ihr Herz nicht

Es gibt mehrere Verse in der Bibel, die uns zeigen, wie wichtig es ist, unser Herz nicht zu verhärten. Aufgrund der Beziehung zwischen Geist, Seele und Körper glaube ich, dass es dem Herrn sowohl um die geistliche als auch um die körperliche Verhärtung unseres Herzens geht: *„... verstockt eure Herzen nicht, wie bei der Herausforderung, am Tag der Versuchung in der Wüste"* (Psalm 95,8 SLT). Erlauben Sie der Liebe und dem Frieden Gottes, in Ihrem

Herzen zu herrschen und zu regieren. Er ist Ihre Antwort auf ein verhärtetes Herz.

Menschen mit Herzproblemen haben ihren Frieden verloren und sind vom Weg abgekommen; sie haben sehr unruhige Herzen. Jesus bietet uns seinen Frieden an, einen Frieden, der alles übertrifft, was die Welt bieten kann: *„Frieden lasse ich euch, meinen Frieden gebe ich euch. Nicht gebe ich euch, wie die Welt gibt. Euer Herz erschrecke nicht und fürchte sich nicht"* (Johannes 14,27 LUT). Um diesen Frieden zu haben, müssen wir dem Herrn vertrauen und in ihm ruhen. Glauben Sie an seine Liebe zu Ihnen und nehmen Sie sie an.

Ich bin heute für alles in meinem Leben dankbar. Ich bin ein erfolgreicher Überlebenskünstler. Ich schätze und liebe meine Frau aufrichtig und bin dankbar für die Verlängerung des Lebens, die Gott mir gegeben hat, um mit ihr auf dieser Erde zu leben. Sie ist meine liebste Freundin im Leben. In Hebräer 3,15 heißt es: *„Heute, wenn ihr seine Stimme hört, verhärtet eure Herzen nicht ..."* Ich möchte mein Herz weich und offen für den Herrn und seine Stimme halten. Ich möchte niemals die Worte hören: „Henry, ich habe dich nie gekannt." *„Und dann werde ich ihnen bekennen: Ich habe euch niemals gekannt. Weicht von mir, ihr Übeltäter!"* (Matthäus 7,23).

Ich möchte für Gott belehrbar sein. Er ist unser Vater. Wir sind seine Nachkommen – Söhne und Töchter. Das bedeutet Beziehung. *„Denn ihr habt nicht einen Geist der Knechtschaft empfangen, wieder zur Furcht, sondern einen Geist der Sohnschaft habt ihr empfangen, in dem wir rufen: Abba, Vater!"* (Römer 8,15). Die Kirche soll ein Organismus sein, keine Organisation. Gott möchte, dass jedes Mitglied des Leibes Christi in Beziehung zu ihm und zu den anderen steht. Er will diese Beziehung zu uns als unser Vater, so wie er es schon bei Adam und Eva in der Kühle des Gartens war.

Dem Zorn Einhalt gebieten

Ich möchte Ihnen noch einige andere Dinge mitteilen, die das Wort Gottes über Zorn und Wut zu sagen hat:

Die Psalmen sagen uns, dass der Herr langsam zum Zorn ist und reich an Gnade. Das ist Ihr Wegweiser, wenn Sie an Gottes Wesen teilhaben wollen. *„Barmherzig und gnädig ist der HERR, langsam zum Zorn und groß an Gnade"* (Psalm 103,8).

„Klugheit macht den Mann langsam zum Zorn, und es ist ihm eine Ehre, dass er Verfehlung übersehen kann" (Sprüche 19,11). Es wird Ihnen zur Ehre gereichen, eine Verfehlung zu übersehen und der Person zu vergeben, die sich gegen Sie versündigt hat, so wie Jesus es uns im Vaterunser aufträgt.

„Sei nicht schnell, dich zu ärgern; denn Ärger ruht im Herzen des Toren" (Prediger 7,9 LUT). Niemand von uns möchte als Narr gelten! Lassen Sie nicht länger zu, dass der Zorn Sie kontrolliert und Ihren Körper zerstört!

Zum Schluss noch einer meiner Lieblingsverse: *„Wie eine Stadt mit niedergerissenen Mauern, so ist ein Mann, der seinen Geist nicht beherrschen kann"* (Sprüche 25,28 SLT). Lernen Sie in Jesu Namen, über Ihren eigenen Geist zu herrschen. Lassen Sie nicht zu, dass Ihre Stadt niedergerissen wird. Geben Sie dem Feind keinen leichten Zugang zu Ihnen, weil Ihre Glaubensmauern niedergerissen sind.

Seien wir bereit, uns zurechtweisen zu lassen. Erinnern wir uns daran, die Wahrheit in unser Herz aufzunehmen. Lassen wir der Weisheit ihren vollkommenen Weg und Willen in unserem Leben. Lassen Sie uns unser Leben im Glauben auf der Grundlage des Wortes Gottes leben. Werden Sie jetzt mit mir beten?

> *Vater, danke für dein Wort, das uns über die Wissenschaft hinaus zur vollen Wahrheit führt. Danke, dass du uns gewarnt hast, dass Zorn, Wut, Feindseligkeit, Stress, Angst, Sorge und Hartherzigkeit direkte Auswirkungen auf unsere das Herz und das Gefäßsystem betreffende Gesundheit haben können. Gott, du bist größer als unsere Sünde. Die Bibel sagt: „Denn wenn unser Herz uns verdammt, so ist Gott größer als unser Herz und weiß alles." Deshalb, Herr, auch wenn unser Herz uns verurteilt, bist du größer als unsere Sünde. Und wenn wir unsere Sünden bekennen und sie bereuen, wird dein Heiliger Geist uns helfen, unsere Persönlichkeit zu erneuern. In Jesu Namen, Amen* (vgl. 1. Johannes 3,20).

Mäßigung ist Selbstbeherrschung

Noch ein letztes Wort zu Herz-Kreislauf-Erkrankungen. Ich weiß, dass viele Menschen sich fragen: „Was ist mit Ernährung und Bewegung, um uns vor Herzkrankheiten zu schützen?“ Nach meinem Herzinfarkt wurde ich vom Herrn überführt, dass ich etwas nicht praktiziert hatte, was ich bereits lehrte, nämlich Mäßigung oder, wie manche Übersetzungen es nennen, Selbstbeherrschung. Wir alle können manchmal ein wenig langsam von Begriff sein, auch ich.

Unser Körper ist ein Tempel des Heiligen Geistes und wir sollten ihn nicht mit zu viel oder mit der falschen Art von Nahrung missbrauchen. Ich musste lernen, bei meinen Essgewohnheiten maßvoll zu sein. Ich genieße es, Essen zuzubereiten und zu essen! In der Vergangenheit habe ich beruflich als Koch in mehreren Restaurants gearbeitet, und auch heute noch koche ich gerne zu Hause. Das ist für mich eine Art Kunst.

Früher fiel es mir bei meinen Lieblingsspeisen schwer, in Maßen zu essen. Bei Grillrippchen waren zwei Portionen nie genug. Wenn ich jetzt grillen gehe, reichen mir zwei Knochen völlig aus. Ich liebe den Geschmack und die Konsistenz, aber ich muss mich nicht an bestimmten Lebensmitteln satt essen. Ich esse, was ich will, aber ich übertreibe es nicht. Außerdem ernähre ich mich natriumarm, denn Natrium führt zu Wassereinlagerungen oder Ödemen. Die Medizin und ich sind uns einig, dass ich das vermeiden sollte! Es macht mir viel Spaß, das Maßhalten zu lernen, und alle meine Ärzte glauben, dass es meiner Gesundheit geholfen hat. Ich habe in den letzten Jahren fast vierzig Kilo abgenommen. Allerdings muss ich zugeben, dass ich bei manchen Süßigkeiten immer noch zu kämpfen habe!

Ernährung kann ein Leben nach Gottes Willen nicht ersetzen

Auch wenn die Erhaltung des Körpers wichtig ist, müssen wir uns ansehen, was das Wort Gottes sonst noch über die Ernährung zu sagen hat: *„Denn wo Gottes Reich beginnt, geht es nicht mehr um Essen und Trinken. Es geht darum, dass wir ein Leben nach Gottes Willen führen und mit Frieden und Freude erfüllt werden, so wie es* *der Heilige Geist schenkt"* (Römer 14,17 HFA). Es ist gut für uns, ausgewogene, nährstoffreiche Lebensmittel zu essen, die das ersetzen können, was der Körper in der Homöostase verbraucht hat, aber wenn Sie glauben, dass die Ernährung die einzige Grundlage für Gesundheit und Langlebigkeit ist, liegen Sie falsch. Wenn Sie Ärger, Stress, Wut und Angst in sich tragen, die die Fähigkeit Ihres Körpers, Krankheiten abzuwehren, zerstören, dann sind Ernährung und Bewegung nicht stark genug, um zu verhindern, dass Sie Herzkrankheiten bekommen. Glauben Sie jetzt nicht, ich hätte gesagt, Ernährung sei nicht wichtig, aber ich sage Ihnen, dass Ernährung weder ein Leben nach Gottes Willen noch Frieden noch Freude im Heiligen Geist ersetzen kann.

Gottgefällig leben

So ist es auch mit dem Sport. Mäßiger Sport kann unseren Körper und unseren Geist stärken, aber Sport ist auch nicht die totale Lösung für Ihre Gesundheit. Ich kenne Menschen, die viel Sport getrieben haben, aber wegen einer geistlichen Ursache, die ihr Immunsystem zerstört hat, gestorben sind. Laut der Heiligen Schrift nützt Sport wenig. Das sage nicht ich, das sagt die Bibel! Achten Sie darauf, dass Sie mich nicht falsch zitieren. Ich habe nicht gesagt, dass Sport *keinen* Nutzen bringt. Es heißt dort: *„Denn die leibliche Übung nützt wenig, die Gottesfurcht*[5] *aber ist für alles nützlich, da sie die Verheißung für dieses und für das zukünftige Leben hat"* (1. Timotheus 4,8 SLT).

Gott versichert uns, dass die Übung in Gottesfurcht bzw. ein gottgefälliges Leben helfen wird, sowohl in diesem Leben – bei Ihrer Gesundheit – als auch im kommenden Leben. Wie üben wir uns in Gottesfurcht? Seien Sie Menschen des Glaubens, nicht der Angst; seien Sie Menschen der Wahrheit, nicht des Aberglaubens; seien Sie Menschen der Vergebung, nicht der Unversöhnlichkeit. Lieben Sie Ihren Gott von ganzem Herzen, von ganzer Seele und von ganzem

[5] „Gottesfurcht": lt. Worterklärung NT #2131 der Elberfelder Studienbibel (2005, Brockhaus, Wuppertal): griech. eusebeia: von eu = gut und sebo = verehren; es bedeutet Gottesverehrung.

Verstand, und lieben Sie Ihren Nächsten wie sich selbst. Dies ist die Grundlage des Lebens und des Wortes. *„Jesus antwortete: ‚Liebe den Herrn, deinen Gott, von ganzem Herzen, mit ganzer Seele und mit deinem ganzen Verstand!‘ Das ist das erste und wichtigste Gebot. Das zweite ist ebenso wichtig: ‚Liebe deinen Nächsten wie dich selbst!‘“* (Matthäus 22,37-39).

Wenn Sie den Herrn, Ihren Gott, nicht von ganzem Herzen, von ganzer Seele und von ganzem Verstand lieben, wenn Sie sich selbst nicht lieben und Ihren Nächsten nicht lieben, dann sind Ernährung und Sport von geringem Wert. Ich bin streng, aber ich versuche, Ihnen zu helfen. Ich möchte Sie aus Ihrem Trott aufwecken. Sie sind von einer Industrie betört worden, die Ihnen viel Geld für Ernährungs- und Bewegungstipps abverlangt, Ihnen aber keine Informationen von Gott gibt.

Bitten Sie den Vater, den Heiligen Geist freizusetzen, um Ihre Erkenntnis zu vertiefen. Suchen Sie für sich selbst geeignete Bibelverse, sinnen Sie darüber nach und teilen Sie sie anderen mit, denn jemand, den Sie kennen, braucht sie ebenfalls. Werden Sie ein Mensch des Glaubens und nicht der Angst, ein Mensch, der Liebe und Vergebung und nicht des Zorns und der Bosheit. Meditieren Sie über Gottes Wort und erlauben Sie ihm, Sie von innen heraus zu verändern. Er kämpft für Sie, und ich auch!

Von Bluthochdruck und interstitieller Blasenentzündung geheilt

Doug und Carrie

Hätten Sie uns vor einem Jahr gesagt, was sich in den letzten zwölf Monaten in unserem Leben alles verändern würde, hätten wir Ihnen nicht geglaubt. Es gab so viele Bereiche in unserem Leben, die sich einfach wie „festgefahren" anfühlten, und wir hatten sie als „einfach so, wie sie sind" akzeptiert.

Doug litt an Bluthochdruck und sein Blutdruck stieg auf gefährliche Werte an. Er fühlte sich oft hoffnungslos und blickte deprimiert in die Zukunft. Meine chronischen Harnwegsinfektionen hatten zu einer interstitiellen Zystitis (einer ständigen Entzündung der Blase) geführt, und ich hatte oft tagelang starke Schmerzen. Die einzige Erleichterung verschaffte mir ein spezielles Medikament, das über einen Katheter verabreicht werden musste. Wir hatten beide unglaubliche Angst, Sorge, Stress und Wut über all die Situationen, in denen wir uns befanden. Das wirkte sich auf unsere Ehe aus und übertrug sich auch auf unsere Kinder.

Wir hatten das Buch *A More Excellent Way* schon seit dreizehn Jahren in unserem Bücherregal stehen, aber wir hatten nie den Wunsch, hineinzuschauen. Nun, da wir bereits alle anderen Heilmethoden ausprobiert hatten, dachten wir uns, es könne nicht schaden. Als wir es gelesen hatten, wussten wir, dass wir gemeinsam an einem Seminar von *For My Life* teilnehmen mussten.

Obwohl wir schon seit Jahren im christlichen Dienst tätig waren, glaubten wir zum ersten Mal wirklich an die Liebe des Vaters zu uns. Wir erkannten viele der negativen geistlichen Einflüsse, die uns und unsere Kinder belasteten, und wir lernten, wie wir uns durch wirkliche Buße in Kombination mit dem Widerstand gegen Satans Gesetz der Sünde ändern konnten.

In dieser ersten Woche passierte viel, und wir kamen voller Hoffnung nach Hause. Zu Hause setzten wir die Prinzipien, die wir gelernt hatten, in die Praxis um. Ein paar Monate später besuchte ich erneut den Praxis-Workshop bei *Be in Health* und erhielt einen ausgezeichnet Einblick in die Überwindung von Angst, Ablehnung und

Bitterkeit. Wir besuchten dann auch noch die Familienwoche, damit unsere vier Kinder alle am Kinderprogramm teilnehmen und von der Liebe des Vaters zu ihnen erfahren konnten.

Das Lernen der Wahrheit über Heilung und Krankheit durch *Be in Health* hat unser Leben völlig verändert. Obwohl wir erst am Anfang unseres Weges stehen, sind wir so dankbar, dass wir diese biblischen Wahrheiten in dieser Zeit unseres Lebens gefunden haben. Dougs Blutdruck ist nun viel niedriger, auch wurde er von Nahrungsmittelallergien geheilt und kümmert sich mehr um die göttliche Ordnung in unserem Haus. Ich nehme keine Medikamente mehr, und meine Blasenschmerzen haben deutlich nachgelassen. Wir wissen, dass dieser Weg der Überwindung nicht immer einfach ist, aber wir sind entschlossen, die Liebe des Vaters und seine Wünsche für uns immer besser kennenzulernen. Und unser Leben verbessert sich jeden Tag.

KAPITEL 9

Die geistlichen Ursachen psychischer Störungen

Wer festen Herzens ist, dem bewahrst du Frieden; denn er verlässt sich auf dich.

Jesaja 26,3 (LUT)

... die Freude am HERRN ist eure Stärke.

Nehemia 8,10b (LUT)

Die Welt ist voller Verzweiflung und Wut. Viele Menschen haben das Gefühl, dass sie keine Hoffnung haben. Wenn wir wiedergeboren sind, sollten wir aufgrund unseres Erbes in Jesus Christus ein Spiegel des Glaubens und der Hoffnung sein. Wir sind Söhne und Töchter des lebendigen Gottes, wir sind Miterben mit Jesus, wir haben ein Geburtsrecht und wir haben eine Zukunft, die sogar über den Tod hinausgeht und die die Welt nicht hat. Warum kämpfen dann manche Christen mit Hoffnungslosigkeit, Depression und Verzweiflung? Die Bibel sagt uns, dass die Freude am Herrn unsere Stärke ist (vgl. Nehemia 8,10). Aber allzu oft sind Gottes Kinder nicht sehr glücklich. Wir sollten die Freude des Planeten sein, das Salz und das Licht der Welt. Warum sind wir das nicht?

Ihr geistliches Leben wirkt sich direkt auf jeden Teil Ihres physischen Körpers aus, und das schließt auch Ihr Gehirn ein. Ich möchte mich nicht zu sehr mit den klinischen Aspekten psychischer

Störungen befassen, aber ich möchte die geistlichen Ursachen von Krankheiten aufdecken, die das Gedankenleben betreffen können.

In diesem Buch haben Sie schon gelernt, dass Sie ein dreieiniges Wesen sind – Sie sind ein Geist, Sie haben eine Seele und Sie leben in einem Körper. Dies ist eine grundlegende Wahrheit für die Heilung aller Krankheiten, einschließlich psychischer Störungen. Solche Störungen beginnen auf die gleiche Weise wie andere Krankheiten. Der Feind beginnt, Ihre Gedanken mit Versuchungen und Lügen von innen her zu infiltrieren. Wenn Sie diese Lügen als Wahrheit annehmen, anstatt dem Wort Gottes zu glauben, kann dies das Denken beeinträchtigen. Immer wenn Sie sich nicht mit den Gedanken des Feindes auseinandersetzen, die Teil des Gesetzes der Sünde sind, werden diese schließlich Teil Ihrer Persönlichkeit. Denken Sie daran, dass das Reich Satans es versteht, Ihnen Stimmungsschwankungen anzutrainieren. Der Feind weiß, wie er Sie mit seiner bösen Persönlichkeit in die Falle locken kann.

Was ist eine Depression?

Depression wird als eine psychische Störung definiert, die Ihre Gedanken, Ihr Verhalten, Ihre Gefühle und Ihr Wohlbefinden betrifft. Menschen, die depressiv sind, fühlen sich ständig traurig, ängstlich und leer. Sie können sich auch hoffnungslos, hilflos, wertlos, schuldig, reizbar, beschämt oder ruhelos fühlen. Sie verlieren das Interesse an Aktivitäten, die ihnen früher Spaß gemacht haben, und sie können übermäßig viel essen oder ihren Appetit verlieren. Sie können Probleme haben, zu schlafen, sich zu konzentrieren und Entscheidungen zu treffen. Rückzug und Isolation sind einige der schlimmsten Folgen der Depression.[1]

Biologisch gesehen ist eine Depression als ein chemisches Ungleichgewicht im Körper definiert. Das Gehirn ist nicht organisch gestört, aber die normale Funktion der Neurotransmitter des Gehirns ist gestört, sodass das richtige Gleichgewicht der drei Chemikalien Serotonin, Dopamin und Noradrenalin nicht mehr hergestellt werden

---

[1] American Psychiatric Association, *Diagnostic and Statistical Manual of Mental Disorders*, 5th ed. (Arlington: American Psychiatric Publishing, 2013), 160-161.

kann. Die Homöostase bzw. das Gleichgewicht der Gehirnchemikalien ist gestört. Im Laufe der Zeit sind psychische Erkrankungen und Störungen die Folge.

Die Wissenschaft kennt nicht nur eine Ursache für Depressionen, sondern sagt, dass Depressionen das Ergebnis einer Kombination von Faktoren sind. Ein Faktor kann die Vererbung sein. Ein Teil Ihres Familienstammbaums kann Sie anfälliger für die Auslöser machen, die das chemische Gleichgewicht Ihres Gehirns stören. Andere Faktoren sind Umwelteinflüsse, psychologische Elemente oder eine Nebenwirkung bestimmter Medikamente. Eine Sache, die die Wissenschaft jedoch nicht anerkennt, ist der Einfluss böser Geister, die oft die Ursache für Geisteskrankheiten sind.

Die geistlichen Ursachen einer Depression

In der Wissenschaft dreht sich alles um die Psyche, um die Seele. Aber vielleicht brauchen Sie nicht wirklich mehr Beratung für Ihre Seele. Stattdessen müssen Sie sich vielleicht von einem bösen Geist befreien, der Sie durch Ihre Gedanken beeinflusst. Sie müssen sich entscheiden, dass Sie nicht mehr von diesem Geist beeinflusst werden wollen. Der böse Geist muss vielleicht ausgetrieben werden und die bösen Gedanken müssen verworfen werden, damit sie Sie nicht mehr quälen können.

Ich habe festgestellt, dass Depressionen mehrere geistliche Ursachen haben. Selbstanklage, Selbstbeobachtung und Egozentrik sind die Feinde von Menschen, die mit Depressionen kämpfen. Diese Geister sind gepaart mit Scham und Schuld. Selbstmitleid ist der Klebstoff, der das Ganze zusammenhält. Wenn Sie mit Selbstmitleid zu kämpfen haben, dann haben Sie auch mit Ihrem Glauben zu kämpfen. Selbstmitleid spiegelt häufig das Scheitern von etwas in der Vergangenheit wider, das Sie ständig wieder durchleben und in die Gegenwart holen. Ich habe beobachtet, dass bei Menschen, die sich nicht geliebt und akzeptiert fühlen, auch der Serotoninspiegel sinkt.

In solchen Situationen sind aufgrund der Geist-Seele-Körper-Beziehung der Hypothalamus und andere Teile des limbischen Systems betroffen – jene Drüsen, die für die Regulierung von Stimmung, Denken, Schlaf, Appetit und Verhalten verantwortlich sind.

Wichtige Chemikalien, die das Gehirn braucht, um richtig zu funktionieren, werden aus dem Gleichgewicht gebracht. Alles, was der Feind tun muss, ist, Ihre Biochemie zu manipulieren, um dieses Chaos zu verursachen. Er tut dies, wieder einmal, indem er unsere Gedanken beeinflusst. Sein Reich der Finsternis gibt Ihnen einen Gedanken vor, überzeugt Sie davon, dass dieser Gedanke von Ihnen stammt, und setzt Sie dann unter Druck, ihm zuzustimmen. Im Falle von Depressionen wird sich Ihr Gehirn dann diesen Gedanken anpassen.

Das Problem mit der Psychiatrie ist, dass hier Ärzte medizinisch tätig sind, ohne zu verstehen, wie Gott uns geschaffen hat. Die Ärzte behandeln ihre Patienten so, als hätten sie nur eine Seele und einen Körper. Sie erkennen nicht an oder verstehen nicht, dass wir auch ein Geist sind, weil sie das Reich des Geistes nicht sehen können. Sie verstehen nicht, dass ein geistlicher Einfluss die Ursache für 80 Prozent der Krankheiten und Störungen der Psyche und des Körpers ist.

Verwenden Sie keine sinnlose Meditation

Zur Behandlung von psychischen Störungen benutzt die medizinische Fachwelt veränderte Bewusstseinszustände, um Heilung zu erreichen, meist in Form von Meditation oder Medikamenten. Viele empfehlen gewisse Meditationsmethoden, um Ängste und Stress zu überwinden. Ihre Vorstellung von täglicher Meditation ist es, dem Denken freien Lauf zu lassen. Das ist aber eine New-Age-Lehre. Lassen Sie die Finger davon!

Gedankenloses Meditieren öffnet die Tür für alles, was in Ihr Bewusstsein eindringen kann. Sie lehrt Sie nichts, aber sie lässt Sie weit offen für Gedanken und Versuchungen aus dem Reich des Bösen. Im Gegensatz dazu bedeutet biblische Meditation, täglich über Gottes Wort nachzusinnen. Lassen Sie Ihren Geist beim Meditieren nicht ins Leere laufen! Meditieren Sie über das Wort Gottes.

Was bedeutet es, über Gottes Wort zu meditieren? Ich vergleiche es gerne mit einer wiederkäuenden Kuh. Klingt das seltsam? Eine Kuh kaut nicht einfach ihr Futter und schluckt es dann ganz herunter. Sie kaut das Futter, um es etwas aufzuweichen, schluckt es und es geht zuerst in einen Zwischenmagen, von dem sie es später wieder hervorwürgt, um es erneut zu kauen. Wir müssen etwas Ähnliches tun, wenn wir über Gottes Wort meditieren. Wir nehmen einen oder mehrere Bibelversen und lesen sie nicht nur einmal, sondern ernähren uns eine Zeit lang davon. Wir nehmen das Wort Gottes in uns auf, denken darüber nach, beten darüber, lernen es auswendig und sprechen darüber mit Gott und mit anderen. Denken Sie daran: Wenn Sie über Gottes Wort meditieren, wird es zu einem Teil Ihres Langzeitgedächtnisses, zu einem Teil Ihrer eigenen Persönlichkeit.

Die Bibel sagt uns: *„Denn das Wort Gottes ist lebendig und wirksam und schärfer als jedes zweischneidige Schwert und durchdringend bis zur Scheidung von Seele und Geist, sowohl der Gelenke als auch des Markes, und ein Richter der Gedanken und Gesinnungen des Herzens"* (Hebräer 4,12). Das Wort Gottes ist lebendig und wirksam und ist wie ein zweischneidiges Schwert, das die Macht hat, zwischen Ihrer Seele und Ihrem Geist zu scheiden und die Wahrheit Gottes in Ihren deprimierten Zustand hineinzubringen.

Fühlen Sie sich nicht verdammt!

Durch einen veränderten Bewusstseinszustand mit Hilfe einer medikamentösen Behandlung lernen Sie ebenfalls nichts. Sie erhalten dabei einen Betablocker, ein Antipsychotikum oder einen selektiven Serotonin-Wiederaufnahmehemmer (SSRI) wie Prozac, der Ihr Bewusstsein so umlenkt, dass Sie sich der Dinge nicht mehr bewusst sind, an die Sie nicht denken wollen. Das ist der Grund, warum Drogen so mächtig sind – sie erzeugen diese veränderten Bewusstseinszustände.

Aber Gott will nicht, dass Sie sich in einen veränderten Bewusstseinszustand begeben. Er will nicht einmal, dass Sie den Versuchungen Ihres Feindes ausweichen. Er möchte, dass Sie sie erkennen, sich ihnen stellen und sie durch die Kraft seines Heiligen Geistes und seines Wortes besiegen. Der Gott des Friedens ist nicht der Gott von Prozac. Jesus ist der *„Fürst des Friedens"* (vgl. Jesaja 9,6). Sie leben vielleicht in einer Welt voller Medikamente, die eine Depression verhindern können, aber der Feind Ihrer Seele ist trotzdem noch in Ihrem Leben aktiv. Das ist nicht im Sinne Gottes.

Ich möchte Ihnen allerdings versichern, dass ich niemanden dazu auffordere, seine Medikamente abzusetzen oder sich verdammt zu fühlen, weil er sie einnimmt! Das will ich damit überhaupt nicht sagen. Gott ist voller Gnade und Barmherzigkeit. Medikamente werden Ihnen helfen, Ihre Krankheit in den Griff zu bekommen und Ihnen Erleichterung zu verschaffen; sie sind eine Brücke auf Ihrem Weg in die Freiheit. Vielleicht müssen Sie vorübergehend ein Antidepressivum einnehmen, während Sie Ihr Herz dem Wort Gottes zuwenden, bis Sie von der Depression befreit sind. Das letztendliche Ziel ist aber, dass Sie keine Medikamente mehr benötigen. Die Ärzteschaft versucht, den Menschen zu helfen, so normal wie möglich zu funktionieren. Ich möchte die Menschen jedoch nicht nur am Leben erhalten. Ich möchte, dass sie frei sind!

Übernehmen Sie Verantwortung für Ihr Leben

Ich möchte auch nicht den Eindruck erwecken, ich sei unsensibel gegenüber den Abgründen, in die eine Depression einen Menschen stürzen kann. Bitte denken Sie nicht, dass ich leichtfertig mit dieser Krankheit umgehe. Mein Herz ist voller Mitgefühl und ich möchte Ihnen helfen, sie zu vermeiden oder zu besiegen. Außerdem behaupte ich nicht, dass der Kampf gegen die Depression nur eine Frage des richtigen Denkens ist. Wenn ich sage „Übernehmen Sie die Verantwortung für Ihr Leben“, dann geht es nicht nur um das richtige Denken. Es geht darum, dass Sie selbst die Verantwortung dafür übernehmen, welchem Reich Sie dienen wollen.

Jeden Tag wird ein Kampf um Sie geführt. Ein böses Reich hat den Auftrag, Ihren Weg mit Gott zu stören. Ihr Kampf richtet sich nicht gegen sich selbst oder eine andere Person. Ihr Kampf gilt den Mächten und Gewalten. Es geht um unsichtbare Wesen, um *„die Weltbeherrscher dieser Finsternis“* und *„die geistigen Mächte der Bosheit in der Himmelswelt“* (vgl. Epheser 6,12) Ihre Aufgabe in diesem Kampf ist es, die Wahrheit des Wortes Gottes zu ergreifen, um dadurch zu überwinden.

Beginnen Sie damit, die Heilige Schrift zu lesen oder sich vorlesen zu lassen. Sättigen Sie Ihren Geist mit der Weisheit des Wortes Gottes. Denken Sie daran, dass der Glaube aus dem Hören des Wortes Gottes kommt (vgl. Römer 10,17). Lassen Sie zu, dass die

Weisheit des Wortes Gottes den Wahnsinn des Feindes überwindet, der Ihr Denken in der Vergangenheit in Beschlag genommen hat.

Es ist notwendig, Ihr Gedankenleben zu erneuern, um das chemische Gleichgewicht in Ihrem Gehirn wiederherzustellen. Biologisch gesehen müssen Sie den Serotoninspiegel anheben, um das Gleichgewicht wiederherzustellen. Wie funktioniert das? Der erste Schritt besteht darin, zu erkennen, dass Ihre Gefühle der Hoffnungslosigkeit und Verzweiflung nicht von Ihnen selbst oder von Gott kommen – sie kommen von einem Geist, der zu einem verborgenen, bösen Reich gehört. Erkennen Sie diese Tatsache an und kehren Sie davon um, dass Sie diese zerstörerischen Gefühle, die nicht auf Gottes Wort beruhen, akzeptiert haben. *„Wenn wir unsere Sünden bekennen, ist er treu und gerecht, dass er uns die Sünden vergibt und uns reinigt von jeder Ungerechtigkeit“* (1. Johannes 1,9). Vergebung und Freiheit in Christus werden Ihrer Seele Frieden und Freude bringen und Ihren Serotoninspiegel ansteigen lassen.

Wenn Sie jede Vorstellung, die sich gegen die Wahrheit Gottes erhebt, über Bord werfen, wird Ihr Serotoninspiegel weiter ansteigen. Ihre Chemie wird beginnen, ihr Gleichgewicht wiederzufinden. Kann es wirklich so einfach sein? Ja, in vielen Fällen von Depressionen habe ich auf diese Weise Erfolge erlebt.

Wissenschaftlicher Nachweis des Erfolgs

Bei *Be in Health* haben wir eine hohe Erfolgsquote bei der Heilung von Depressionen und Belastungsstörungen. Im Jahr 2010 hatte ich in Kuala Lumpur in Malaysia ein Treffen mit Fachleuten aus mehreren Ländern. Wir hatten eine lebhafte Diskussion über die bemerkenswerten Zeugnisse der Heilung von Geist, Seele und Körper aus unseren *For My Life*-Seminaren. Sie fragten mich: „Können diese beeindruckenden Ergebnisse wissenschaftlich gemessen werden?“

Ein Jahr später startete *Be in Health* eine formelle, wissenschaftliche, dreijährige Studie zur körperlichen, psychischen und geistlichen Gesundheit bei den *For-My-Life*-Seminaren. Die Studie wurde unter der Aufsicht der Ethikkommission für Forschung am Menschen der südafrikanischen Universität Stellenbosch, Fachbereich interdisziplinäre Gesundheitswissenschaften, Abteilung für kommunale

Gesundheit[2] durchgeführt. Der Titel der Ergebnisse der Studie mag ein wenig einschüchternd wirken! Er lautet *The Effect of a Faith-Based Education Program (4ML program) on Self-Assessed Physical, Mental and Spiritual (Religious) Health Parameters*[3] – kurz *PHYMSH*!

Nur die Teilnehmer der Seminare, die unser Programm noch nicht kannten, wurden eingeladen, an der Studie teilzunehmen. Jeder der Probanden nahm an vier identischen Umfragen teil – (1) vor dem Seminar, (2) am letzten Tag des Seminars, (3) einen Monat nach dem Seminar und (4) vier Monate nach dem Seminar. Gemessen wurden die Bereiche Depression, Stress und Angst, religiöse Bewältigungsfähigkeiten und Krankheitsanfälligkeit. Auf einer wichtigen Skala wurde gemessen, ob die Veränderung von Dauer sein würde, was auf eine charakterliche Veränderung zum Besseren hinweist. Die Universität Stellenbosch kam zu dem Schluss, dass die Teilnahme am *For-My-Life*-Seminar „statistisch und klinisch signifikante Veränderungen bewirkte; diese hielten bei denjenigen an, die mehr als ein Jahr später nachbeobachtet wurden."[4]

Nachdem die Studie abgeschlossen war, verfolgte *Be in Health* die Teilnehmer der Studie noch bis zu fünf Jahre nach der Behandlung weiter und stellte fest, dass es bei den Befragten kaum Rückfälle gab. Die PHYMSH-Studie ergab die folgenden Statistik:

- 91 Prozent der schweren Depressionen wurden auf leichte bis keine Depressionen reduziert.
- 90 Prozent berichteten von einer Verringerung ihres Stresslevels.
- 86 Prozent gaben an, dass Stress sie nicht mehr negativ beeinflusst.
- 88 Prozent berichteten über eine bessere Fähigkeit, mit Krankheiten im Allgemeinen umzugehen.

---

[2] Department of Interdisciplinary Health Sciences, Division of Community Health.

[3] Dt.: Die Wirkung eines glaubensbasierten Bildungsprogramms (4ML-Programm) auf selbst beurteilte körperliche, geistige und geistliche (religiöse) Gesundheitsparameter.

[4] Frans J. Cronjé et al., *Journal of Religion and Health* 56, no. 1 (Sept. 2015), http://www.researchgate.net/publication/282045748_Effect_of_a_Faith-Based_Education_Program_on_Self_Assessed_Physical_Mental_and_Spiritual_(Religious)_Health_Parameters

- 84 Prozent gaben an, eine positivere Lebenseinstellung zu haben.

Diese Teilnehmer hatten Gott ihr Herz geöffnet und zugelassen, dass er ihnen begegnete. Gott hat *Be in Health* mit seinem Wort geehrt, und Tausende wurden geheilt. *„Ihr werdet die Wahrheit erkennen, und die Wahrheit wird euch frei machen"* (Johannes 8,32). Nehmen Sie dies an. Lassen Sie sich darauf ein!

Andere Hilfsmittel für ihre Genesung

Jeder, der mit einer Depression oder einer anderen psychischen Störung zu kämpfen hat, wünscht sich, dass das Problem sofort verschwindet. Aber Sie werden vielleicht nicht gleich aus der Depression herauskommen, nur weil Sie diese Lehre hören oder weil Sie erklären: „Ich habe genug Glauben, um sie zu besiegen!" Ihr Denken ist schon seit einiger Zeit auf Hoffnungslosigkeit und Verzweiflung getrimmt. Sie müssen die Segnungen Ihrer Errettung in die Praxis umsetzen und Ihr Denken ständig erneuern. Deshalb gebe ich Ihnen die Werkzeuge an die Hand, mit denen Sie von der Depression genesen und verhindern können, dass sie zurückkehrt.

Ein wichtiger erster Schritt zu Ihrer Genesung ist es, aus der Isolation herauszukommen. Die Depression wird Sie von Menschen wegführen, wenn Sie sie am meisten brauchen, denn sie können Ihnen helfen, Ihre Last zu tragen. Sie können Ihnen das Wort Gottes vorlesen oder es mit Ihnen lesen. Sie können für Sie beten, sie können Sie lieben und Sie ermutigen, indem sie Sie aus einer dunklen Situation herausholen und Ihnen zeigen, dass jemand Sie wirklich liebt.

Ein weiteres wirksames Mittel zur Bekämpfung von Depressionen ist, Psalm 139 zu lesen. Verwenden Sie diesen Psalm aber nicht als Placebo. Lesen Sie ihn nicht so, als wäre dies eine Geheimformel für Heilung. Sie müssen den Worten der Bibel glauben, ihnen vertrauen und sie aktiv in Ihrem Leben anwenden. Die Macht des Wortes Gottes und Ihre Entscheidung, sich darauf einzulassen, kann die Depression in Ihrem Leben besiegen!

Hilfe bei bipolarer Störung

Eine bipolare Störung, auch bekannt als manisch-depressive Störung, ist eine Hirnstörung, die extreme Schwankungen in Ihrer Stimmung, Ihrer Energie, Ihrem Aktivitätsniveau und Ihrer Fähigkeit, einfache Aufgaben im Leben zu erfüllen, verursacht. Bei einer bipolaren Störung haben Sie abwechselnd Episoden tiefer Traurigkeit und großen Hochgefühls. Traurigkeit und Freude können ein Teil des täglichen Lebens sein, aber wenn sie extrem schwanken, sind sie problematisch.

Die bipolare Störung wird häufig erstmals bei Menschen im Alter zwischen achtzehn und vierundzwanzig Jahren diagnostiziert, wenn sie in das junge Erwachsenenalter eintreten. Vererbung scheint der wichtigste prädisponierende Faktor zu sein. Sie ist familiär bedingt und charakteristisch für bestimmte Familien. Vor allem Frauen sind betroffen, die die Krankheit dann an ihre Kinder weitergeben. Die Wissenschaft hat herausgefunden, dass es möglicherweise einen Defekt auf dem X-Chromosom gibt, der von der Mutter vererbt wird. Wenn jemand mit der Diagnose einer bipolaren Störung zu uns kommt, frage ich ihn, ob seine Mutter oder Großmutter betroffen war.

Der manische Teil der bipolaren Störung ist oft eine Fixierung auf Leistung, bei der die Menschen auf eine unkontrollierbare Weise zum Erfolg getrieben werden. Die Manie ist eigentlich eine Form der Depression, denn sie beinhaltet einen Drang, der nie befriedigt werden kann, ein schwarzes Loch, das nie gefüllt wird. Genau wie bei Depressionen besteht bei Menschen mit einer bipolaren Störung immer ein Ungleichgewicht bei den Chemikalien, die für eine gesunde Gehirnfunktion notwendig sind, insbesondere ein niedrigerer Serotoninspiegel.

Ursachen und Heilung der bipolaren Störung

Um die bipolare Störung zu besiegen, müssen Sie sich mit Generationen der Lieblosigkeit auseinandersetzen. Sie werden erkennen müssen, dass diese Störung das Ergebnis eines lieblosen Geistes ist, eines Gefühls, nicht akzeptiert zu werden, und des Drangs, etwas zu finden, das diesen Mangel an Akzeptanz ausgleichen kann. Sie ist oft das Ergebnis von Generationen von Vätern, die ihre Frauen und Kinder nicht ernährt und geliebt haben. In den Jahren meines Dienstes habe ich immer wieder erlebt, wie sich das abspielt.

Beim bipolaren Profil sind es die Familiengene, die dazu führen, dass das Serotonin im Gehirn stark vermindert ist. Für Menschen, die eine Veranlagung für eine bipolare Störung haben, müssen ihr Zuhause und ihr Familienleben ein sicherer Ort des Friedens sein, damit sich die Störung nicht manifestiert. Wenn sich eine Person nicht sicher, geliebt oder akzeptiert fühlt, reagiert ihr Körper mit einer Verringerung der Serotoninmenge, was zu weiteren chemischen Ungleichgewichten führt.

Zu Beginn Ihrer Genesung von der bipolaren Störung erscheinen Ihnen das Wort Gottes und die Liebe Gottes vielleicht wie eine kleine, leise, schwache Stimme. Wenn Sie jedoch Gottes Wort hören und darüber nachsinnen, wird diese Stimme immer stärker und die Stimme des Feindes immer schwächer werden, bis es zu einem vollständigen Austausch kommt und Sie Ihr Leben zurückerobern. Dabei wird auch Ihr Körper wieder anfangen, Ihnen zu dienen. Das Ungleichgewicht der Neurotransmitter wird sich wieder normalisieren, und Sie werden keine bipolare Störung mehr haben, weil die Grundlage dafür wegfällt. Freiheit und Seelenfrieden sind genau das, was Sie im Gegenzug erhalten.

Kann man von paranoider Schizophrenie geheilt werden?

Die paranoide Schizophrenie ist eine komplexe phobische Störung. Sie beinhaltet Paranoia oder Angst und auch „schizo“, was lateinisch für „spalten“ oder „teilen“ steht – eine Spaltung der menschlichen Persönlichkeit. Bei der paranoiden Schizophrenie verliert der Betroffene den Bezug zur Realität, er „hört“ oft Stimmen und hat Halluzinationen. Aber auch in diesem Fall liegt keine organische Störung des Gehirns vor. Das Problem liegt in der Überproduktion von zwei Neurotransmittern, Dopamin und Noradrenalin, was zu einer extremen Kampf-oder-Flucht-Reaktion führt, und das zentrale Nervensystem in Mitleidenschaft zieht.

Wie die bipolare Störung entwickelt sich die paranoide Schizophrenie in der Regel bei jungen Menschen im Alter zwischen achtzehn und vierundzwanzig Jahren. Diejenigen, die diese Krankheit entwickeln, sind in der Regel in Familien aufgewachsen, die nicht wussten, wie man sich gegenseitig liebt. Die Kampf-oder-Flucht-Reaktion kann bei einem jungen Menschen beginnen, der sich in seiner Familie nicht sicher fühlt, weil er missbraucht wurde oder weil er unter extremem Druck steht, perfekt zu sein.

Eltern können großen Schaden anrichten, wenn sie ihre Kinder zu sehr unter Druck setzen. Als eines meiner Kinder noch klein war, habe ich ihm geholfen, eine psychische Störung zu vermeiden, indem ich mich weigerte, es einen Eins-plus-Schüler werden zu lassen, nur um mit seinen Freunden konkurrieren zu können. Ich sagte ihm: „Du wirst ein großartiger Schüler sein, aber du musst kein Eins-plus-Schüler sein. Wir machen Folgendes ab: Einsen, Zweien und Dreien sind akzeptabel, Vieren und Fünfen sind es nicht. Gib dein Bestes."

Wer sagt denn, dass alle Kinder Eins-plus-Schüler sein müssen? Als ich meinen Sohn von diesem Leistungsdruck unter Gleichaltrigen befreite, kam er nicht nur aus seiner sich anbahnenden Psychose heraus, sondern er nahm auch zehn Kilo ab. Als er in seinem Konkurrenzdenken feststeckte und sich selbst nicht mochte, verlangsamte sich sein Stoffwechsel und seine Kalorienverbrennung, was dazu führte, dass er sich selbst noch weniger mochte. Er hat schließlich etwas Wunderbares aus seinem Leben gemacht, darunter auch hervorragende schulische Leistungen, aber er wurde vor einer Menge psychischer Probleme bewahrt, die aus Leistungsstörungen und Versagensängsten resultieren.

Angst ist die geistliche Ursache für die paranoide Schizophrenie. Sie ist ein tragisches Beispiel dafür, dass Angst zu Qualen führt (vgl. 1. Johannes 4,18 KJV). Ich halte sie nicht nur für eine phobische Störung, sondern auch für eine depressive Störung, weil sie mit Rückzug und Isolation einhergeht. Wenn Sie Menschen helfen wollen, die mit ihrer Identität kämpfen und depressive Episoden haben, einschließlich paranoider Schizophrenie, dann fangen Sie an, sie zu lieben. Ich weiß, dass es schwer ist, mit ihnen auszukommen, aber wer hat Sie aufgefordert, nur diejenigen zu lieben und nur mit denen auszukommen, die Ihnen sympathisch sind? Sogar die Heiden können das!

Und wenn ihr liebt, die euch lieben, was für einen Dank habt ihr? Denn auch die Sünder lieben, die sie lieben. Und wenn ihr denen Gutes tut, die euch Gutes tun, was für einen Dank habt ihr? Auch die Sünder tun dasselbe ... Seid barmherzig, wie auch euer Vater barmherzig ist! (Lukas 6,32-33.36).

Vollkommene Liebe vertreibt die Angst

Vor Jahren lehrte ich in der Kleinstadt Madison in Minnesota über paranoide Schizophrenie, als ein Mann auf mich zukam und sagte: „Mann! Ich habe zwei Brüder und bei beiden wurde paranoide Schizophrenie diagnostiziert. Einer hat bereits Selbstmord begangen. Der andere Bruder sollte zu seiner eigenen Sicherheit weggesperrt werden. Wollen Sie damit sagen, dass, wenn ich meinen älteren Bruder geliebt hätte, die Angst, die die Störung verursacht hat, aus ihm vertrieben worden wäre?“ Ich antwortete: „Das ist nicht das, was *ich* sage, sondern das, was das Wort Gottes sagt. Es sagt: *„Vollkommene Liebe treibt die Furcht aus“* (vgl. 1. Johannes 4,18).

Ich hatte nicht erwartet, noch einmal von diesem Mann zu hören. Dann, anderthalb Jahre später, lehrte ich auf einer Konferenz in Garland, Texas, als derselbe Mann mit einem unglaublichen Zeugnis auftauchte. Er war den ganzen Weg von Minnesota nach Texas gefahren, nur um mir seine beeindruckende Geschichte zu erzählen.

Er begann: „Ich beschloss, dass ich, wenn das Wort Gottes wahr ist und Sie Recht haben, meinen Bruder nicht meiden, sondern ihn besuchen würde. Ich hatte ihn lange Zeit gemieden, weil man nichts Klares mit ihm reden konnte. Ich konnte nicht mit ihm zusammen sein, weil er in seiner verrückten Welt unterwegs war. Aber ich beschloss, es zu versuchen, weil ich meinen Bruder liebe. Jeden Samstag widmete ich ihm zwei oder drei Stunden meiner Zeit und versuchte, mit ihm in Kontakt zu treten. Das habe ich ein ganzes Jahr lang jede Woche gemacht.“

Dieser Mann erzählte auch, dass er in diesem Jahr nie Dinge zu seinem Bruder sagte wie: „Du musst dich zusammenreißen“ oder: „Hör auf, dich so aufzuführen!“ Er erwies ihm einfach nur seine Liebe, ohne Bedingungen zu stellen. Wenn Sie Menschen, die mit psychischen Störungen zu kämpfen haben, sagen, dass sie sich „einfach zusammenreißen“ sollen, wird es ihnen nur noch schlechter gehen. Sie treiben sie geradewegs in die Isolation, Paranoia und Vermeidung. Wenn sie ihr Verhalten stoppen könnten, würden sie es ja tun!

Die Geschichte des Mannes ging weiter: „Als ich meine Samstage mit meinem Bruder verbrachte, wurde er immer ruhiger. Ich muss Ihnen sagen, was am Ende dieses einen Jahres passiert ist. Ich habe jetzt einen Bruder, der bei klarem Verstand ist! Er nimmt keine Medikamente mehr. Er ist verlobt, hat einen Vollzeitjob und wurde ohne medizinischen Eingriff geheilt! Herr Pastor, das Wort Gottes ist wahr – vollkommene Liebe vertreibt die Angst!“ Dies ist ein Zeugnis für die Gnade Gottes und die Macht seines Wortes, das zu tun, was es verspricht!

Posttraumatische Belastungsstörung

Mindestens in den letzten zehn Jahren gab es viele Nachrichten über posttraumatische Belastungsstörungen (PTBS). Vor Kurzem hielt ich eine Konferenz über PTBS ab, und Tausende Menschen verfolgten die Konferenz per Livestream oder im Anschluss daran auf unserer Website. Es begeisterte mich, dass einige Leute nach der Konferenz eine vollständige Heilung ihrer PTBS erlebten, einfach weil sie nun das Schlachtfeld verstanden hatten.

PTBS hat nichts mit Krieg zu tun. Sie ist die Folge eines Traumas, das mit Angst, Sorge und Stress verbunden ist. Die Leute sagen: „Nun, man bekommt PTBS, weil man im Krieg war“ oder: „Diejenigen mit PTBS sind wahrscheinlich in einem Kriegsgebiet aufgewachsen.“ Aber nicht jeder, der im Krieg war, erkrankt am Ende an PTBS.

In unseren Untersuchungen haben wir festgestellt, dass PTBS immer mit einer vergrößerten Amygdala einhergeht. Denken Sie daran, dass die Amygdala Teil der Geist-Körper-Verbindung im Gehirn ist. Sie hilft uns, Gefühle und Gedanken zu verarbeiten, die aus der Großhirnrinde kommen. Die Amygdala ist der erste Empfänger von stark negativen Gedanken, die von einem Geist der Angst stammen. Nachdem sie ständig von diesen Gedanken getroffen wird, vergrößert sich die Amygdala oder schwillt an. Wenn sie anschwillt, wird ihre Fähigkeit zur Rationalisierung oder zur Verarbeitung funktionaler Gedanken behindert und alles bekommt freie Bahn, was Krankheiten oder eine Psychose verursachen kann.

Wenn jemand, der in den Krieg geht, eine normale Amygdala hat, kann er normalerweise die Gedanken, Bilder und das Trauma des Kriegs verarbeiten. Aber bei jemandem, der eine vergrößerte Amygdala hat, bevor er überhaupt im Kriegsgebiet ankommt, kann sein Gehirn aufgrund der Beeinflussung durch einen Geist der Angst seine Gedanken nicht zu einem angemessenen Abschluss bringen. Dieser Zustand verschlimmert sich während seiner Dienstzeit.

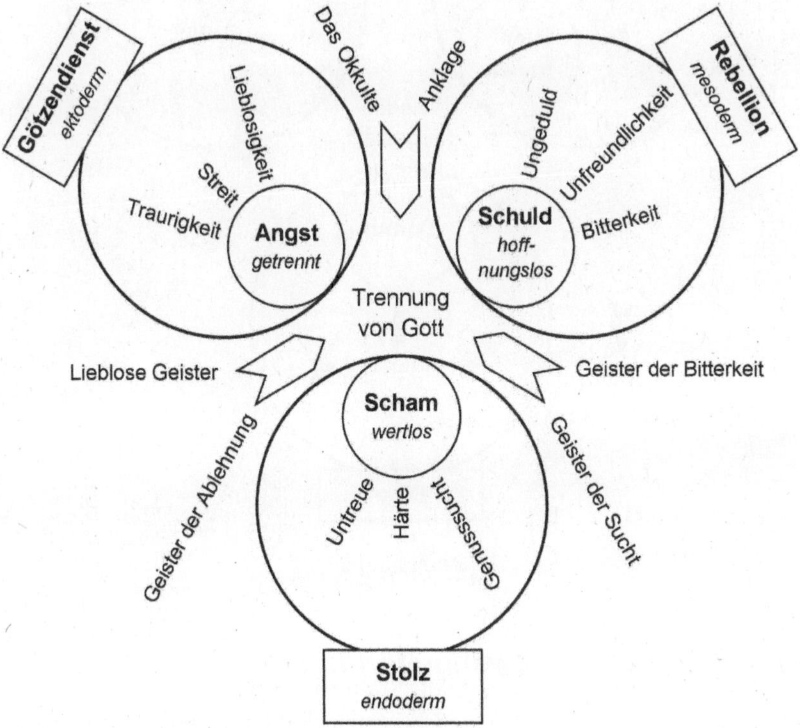

Abbildung 5

Wir haben erlebt, dass Menschen von PTBS geheilt wurden, nachdem sie Gottes Wahrheit erfahren hatten. Sie mussten aus der

Isolation heraus- und wieder in die Gemeinschaft mit Menschen hineinkommen, die sie liebten und ihnen helfen konnten. Sie mussten auch der Person vergeben, die ihnen wehgetan und ursprünglich all die Angst und Furcht ausgelöst hatte. Das Wort der Wahrheit für diese Situation ist nach wie vor 1. Johannes 4,18: *„Vollkommene Liebe treibt die Furcht aus."*

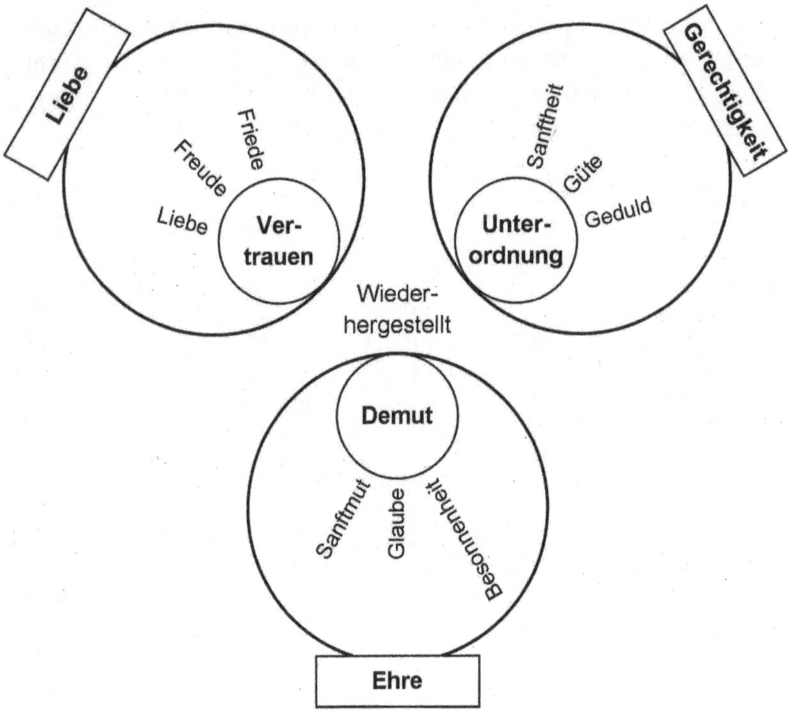

Abbildung 6

Zwangsstörungen

Zwangsstörungen (OCD) sind Angstzustände und psychische Erkrankungen, die Menschen aller Altersgruppen und Gesellschaftsschichten betreffen. Sie beginnen jedoch oft in der Kindheit und werden erst im frühen Erwachsenenalter entdeckt. Bei einer Zwangsstörung kommt es immer zu einer Unterversorgung mit

Serotonin, was dazu führt, dass der Betroffene in einen Kreislauf von Zwangsvorstellungen und Zwängen gerät. Zwangsvorstellungen sind unerwünschte, aufdringliche Gedanken, Bilder oder Triebe, die stark belastende Gefühle auslösen. Zwänge sind die Verhaltensweisen, die eine Person benutzt, um die unerwünschten Gedanken und Gefühle zu unterdrücken.

Die geistlichen Ursachen einer Zwangsstörung sind Schuldgefühle und Selbsthass. Es gibt auch eine Komponente der Angst, dass etwas furchtbar schief gehen könnte, wenn nicht alles an seinem Platz ist. Um wieder gesund zu werden, muss eine Person mit einer Zwangsstörung ihre perfektionistische Mentalität ablegen, unabhängig von deren Ursprung. Sie muss an die Liebe und Vergebung des himmlischen Vaters glauben und diese annehmen und ihm vertrauen. Dann wird sie frei sein.

Die Freude über meine Errettung

„Schaffe in mir, Gott, ein reines Herz und gib mir einen neuen, beständigen Geist" (Psalm 51,12 LUT). Ich betreue viele Menschen, die davon überzeugt sind, dass es für sie keine Hoffnung auf Heilung von psychischen Störungen gibt. Sie sind voller Selbsthass und Niedergeschlagenheit und allem, was diese Zustände mit sich bringen. Ich schaue ihnen in die Augen und sage: „Würden Sie mir bitte nachsprechen? Herr, gib mir die Freude an deiner Errettung zurück." Sie wiederholen diese Aussage und brechen dann in Tränen aus, denn es ist oft schon Jahre her, dass sie Freude hatten. Die Errettung war für sie keine Freude, weil sie unter der Last der Anschuldigungen des Feindes gelebt hatten.

Würden Sie das jetzt auch für mich tun? Sagen Sie laut: „Herr, gib mir die Freude an deiner Errettung zurück!" Sagen Sie es noch einmal und danken und loben Sie dann Gott für diese Wahrheit!

„Denn das Reich Gottes ist nicht Essen und Trinken, sondern Gerechtigkeit und Friede und ***Freude*** *im Heiligen Geist"* (Römer 14,17). Sprechen Sie es laut aus: „Die Freude im Heiligen Geist gehört mir!" *„Die mit Tränen säen, werden mit Freuden ernten. Wer weinend hingeht und den Samen zur Aussaat trägt, der kommt gewiss mit Freuden zurück und bringt seine Garben"* (Psalm 126,5-6 SLT).

Der Sinn Christi ist Ihr Schlüssel zur geistlichen Gesundheit. Ihr und mein Leben hängt davon ab, dass Sie bereit und in der Lage sind, sich zu verändern. Als Pastor bin ich immer noch dabei, mich von Gott verändern zu lassen. Aber ich bin mir meiner Verantwortung bewusst. Ich lehre nichts, was ich nicht selbst erlebt und praktiziert habe. Es geht nicht nur um Theorie. Hier geht es um Leben und Tod. Sie wissen, dass ich durch mein eigenes Tal des Todesschattens gegangen bin. Ich habe die Macht von Gottes Wort aus erster Hand erfahren.

Haben Sie keine Angst vor diesem Kampf. Gottes Denken ist überlegen und Satans Denken ist minderwertig. *„Ihr seid aus Gott, Kinder, und habt sie überwunden, weil der, welcher in euch ist, größer ist als der, welcher in der Welt ist"* (1. Johannes 4,4). Gott, der in Ihnen ist, ist größer als der Feind, der in der Welt ist. Sie entscheiden sich, wem Sie dienen wollen. Gott wird Sie auf Ihrem Weg in die Freiheit nicht verlassen und nicht im Stich lassen!

Seid stark und mutig, fürchtet euch nicht und erschreckt nicht vor ihnen! Denn der HERR, dein Gott, er ist es, der mit dir geht; er wird dich nicht aufgeben und dich nicht verlassen (5. Mose 31,6).

Von bipolaren und multiplen Persönlichkeitsstörungen geheilt

Vicki

Fünfzehn Jahre lang musste ich immer wieder in psychiatrischen Kliniken behandelt werden. Als ich das zweite Mal in die Klinik eingewiesen wurde, sagte ein Arzt folgende Worte zu mir: „Ihr Leben wird eine Drehtür sein. Sie werden in psychiatrischen Kliniken ein und aus gehen." Zunächst wurde bei mir eine schwere Depression diagnostiziert, dann verschlechterte sie sich in eine bipolare Störung und schließlich in eine multiple Persönlichkeitsstörung. Ich war hoffnungslos krank. Es gab keine Hoffnung, dass ich jemals wieder gesund werden würde.

Dann schenkte mir jemand das Buch *A More Excellent Way.* Bald darauf nahm ich an meinem ersten *For-My-Life*-Seminar teil. Ich hatte so viel zu bewältigen, dass ich noch ein paar Mal zu dem Seminar ging. Einmal kam auch mein Mann mit, weil unsere Ehe ein Wrack war. Wir haben beide extrem gelitten. Obwohl er mir in all den Jahren des Schmerzes beigestanden hatte, wusste ich, dass wir dies tun mussten, um unsere Ehe zu retten.

Gott war so treu zu uns! Nachdem ich die biblischen Lehren über die Freiheit von Krankheiten gehört und angewendet hatte, wurde ich geheilt! Ich bin frei, absolut frei! Keine Ärzte mehr, keine Krankenhäuser und auch keine Medikamente mehr! Unsere Ehe ist wiederhergestellt worden. Unser Gott ist ein großartiger Gott! Und die Menschen, die er in unser Leben geschickt und benutzt hat, um uns diese Wahrheiten weiterzugeben, waren einfach genial. Ich bin so dankbar dafür, und ich gebe Gott alle Ehre!

Kapitel 10

Die geistlichen Ursachen von Belastungsstörungen

Seid um nichts besorgt, sondern in allem sollen durch Gebet und Flehen mit Danksagung eure Anliegen vor Gott kundwerden; und der Friede Gottes, der allen Verstand übersteigt, wird eure Herzen und eure Gedanken bewahren in Christus Jesus.

Philipper 4,6-7

In der westlichen Welt gibt es übermäßigen Stress. Das überrascht Sie wahrscheinlich nicht. Die *Anxiety and Depression Association of America*[1] berichtet z. B.: „Angststörungen sind die häufigste psychische Erkrankung in den USA. 40 Millionen Erwachsene in den Vereinigten Staaten im Alter von 18 Jahren und älter, also 18,1 % der Bevölkerung, sind jedes Jahr davon betroffen", wobei 36,9 % der Betroffenen in Behandlung sind.[2] In einem Bericht des *National Institute for Occupational Safety and Health* (NIOSH)[3] heißt es, dass „75 Prozent der Arbeitnehmer glauben, dass sie mehr Stress am Arbeitsplatz haben als noch vor einer Generation".[4] Laut einer aktuellen Umfrage der *American Psychological Association* (APA)[5] sind die häufigsten Stressquellen heute die Zukunft unserer Nation, Geld

---

[1] Dt. „Amerikanischer Verband für Angst und Depression".

[2] „Facts & Statistics", https://adaa.org/about-adaa/press-room/facts-statistics

[3] Nationales Institut für Sicherheit und Gesundheit am Arbeitsplatz.

[4] „Workplace Stress", https://www.stress.org/ workplace-stress.

[5] Amerikanische Psychologische Vereinigung

und Arbeit. In einer anderen APA-Umfrage gaben 77 Prozent der Befragten an, regelmäßig unter stressbedingten körperlichen Symptomen zu leiden, und 73 Prozent leiden regelmäßig unter stressbedingten psychischen Symptomen.[6]

Eine Kultur, die Perfektion verlangt

In der westlichen Gesellschaft – sei es im Bildungswesen, in der Politik, im Sport, in der Wirtschaft oder sogar in der Familie, wenn es einen herrschsüchtigen, kontrollierenden Elternteil gibt – wird alles nach Leistung beurteilt. Wir lassen keine Fehler zu, weil es eine Schande ist, wenn nicht alles, was wir tun, perfekt ist. Es gibt eine Hackordnung, und nur die Elite floriert in Bezug auf Bildung, Karriere und Einkommen, während der Rest von uns Angst hat, auf der Strecke zu bleiben. Dieser Zustand erzeugt eine Menge Stress und Angst im Leben der Menschen. Wenn sie diesen Stress verinnerlichen, wirkt er sich auf ihre Seele und viele ihrer körperlichen Systeme aus. Die Folge: Sie können eine Belastungsstörung bekommen.

Denken Sie in diesem Kapitel bitte daran, dass die heutige Gesellschaft vielleicht keine Vorkehrungen für das Scheitern trifft, aber Gott schon! Gott sagt, dass ein gerechter Mensch fallen und wieder aufstehen wird: *„Denn siebenmal fällt der Gerechte und steht doch wieder auf, aber die Gottlosen stürzen nieder im Unglück"* (Sprüche 24,16). *„Fällt er, so stürzt er doch nicht; denn der HERR hält ihn fest an der Hand"* (Psalm 37,24 LUT). Und Paulus erinnert uns in 2. Korinther 12,10, *„... denn wenn ich schwach bin, dann bin ich* [in Christus] *stark."*

Was sind Belastungsstörungen?

Belastungsstörungen oder -syndrome sind das Ergebnis von Angst, Sorge, Stress, Schuldgefühlen und Scham. Wenn Sie mit diesen Zuständen zu kämpfen haben, dann haben Sie eine Krankheit oder ein Syndrom, oder Sie sind auf dem Weg dorthin. Bei Belastungsstörungen sorgt der Feind dafür, dass Sie Ihren Frieden verlieren, indem er

---

[6] „Stress Research", The American Institute of Stress, https://www.stress.org/stressresearch.

ängstliche Gedanken in Ihnen erzeugt, die Ihr zentrales Nervensystem beeinträchtigen. Sie fangen an, Schmerzen zu empfinden, fühlen sich im Kopf wie benebelt und haben eine Vielzahl anderer Symptome, und dann brauchen Sie Medikamente, um damit fertig zu werden. Zu den häufigsten Belastungsstörungen gehören Fibromyalgie, chronisches Müdigkeitssyndrom, Diabetes Typ 2, Bluthochdruck, Reizdarmsyndrom, Colitis ulcerosa[7], chronische Schlaflosigkeit, Migräne und saures Aufstoßen.

Paulus schrieb: *„Denn Gott hat uns nicht gegeben den Geist der Furcht, sondern der Kraft und der Liebe und der Besonnenheit“* (2. Timotheus 1,7 LUT). Wenn Sie ungelöste Ängste, Sorgen und Stress haben, haben Sie keine *Kraft.* Sie haben keinen *gesunden Verstand,* weil er mit stressigen Gedanken und Vorstellungen gefüllt ist. Sie sind nicht in der Lage, ohne Angst *Liebe* zu geben und zu empfangen. 1. Johannes 4,18 (NEÜ) ist ein kraftvoller Vers, in dem es heißt: *„In der Liebe gibt es* ***keine Furcht.*** *“*

Wenn Sie sich in Ihrer Kindheit nicht geliebt gefühlt haben, werden Sie sich wahrscheinlich auch jetzt nicht von anderen Menschen geliebt fühlen. Raten Sie mal, was sich zu Ihnen in dieses Vakuum der Lieblosigkeit gesellt? *Der Geist der Furcht.* Ich kenne einige Menschen, bei denen die Beziehungen zu anderen Menschen aufgrund von Furcht einen großen Bruch aufweisen. Sie haben sogar Angst vor Menschen, mit denen sie in die Kirche gehen. Eine Person, die unsicher und ängstlich ist, geht in einen Lebensmittelladen und bekommt Angst, wenn sie die „gefürchtete“ Person am Ende desselben Ganges sieht. Also geht sie in den nächsten Gang und schaut um die Ecke, um zu sehen, ob alles in Ordnung ist! Dann kann sie wieder aufatmen.

Lassen Sie nicht zu, dass Sie das sind! Lassen Sie sich nicht von Menschenfurcht beherrschen. *„Menschenfurcht ist ein Fallstrick; wer aber auf den HERRN vertraut, der ist geborgen“* (Sprüche 29,25 SLT). *„Der Herr ist mein Helfer, ich will mich nicht fürchten. Was soll mir ein Mensch tun?“* (Hebräer 13,6).

Wenn Sie diese Art von Furcht vor anderen haben, vor allem vor denen in Ihrer Kirche/Gemeinde, dann müssen Sie das gelöst bekommen. Sie müssen Buße tun und Ihre Gemeinschaft mit ihnen

[7] Chronisch-entzündliche Darmerkrankung.

wiederherstellen. Dann wird die Liebe, die zwischen Ihnen beiden neu entfacht wird, die Angst vertreiben, weil sie keine Grundlage mehr hat, um zu gedeihen. Sie wird zu einem schwindenden Gedanken. Sie wird in den Hintergrund treten, weil Sie in Gemeinschaft sind. Wenn Angst die eigentliche Ursache für Ihr Stresssyndrom war, wird das Syndrom allmählich verschwinden.

Syndrome versus Krankheiten

Die Angst in Ihrem Leben loszuwerden, ist ein mächtiges Tor zu Ihrer Freiheit von Krankheit. Doch bevor wir mit dieser Erörterung fortfahren, möchte ich noch ein wenig mehr Hintergrundwissen vermitteln. In diesem Kapitel werden wir mehr über Syndrome als über Krankheiten sprechen. Sie müssen verstehen, wie ich den Unterschied zwischen den beiden definiere. Sie müssen sich auch meines trockenen Humors bewusst sein, denn ich bezeichne Syndrome gerne als *SÜNDdrome*, weil sie dadurch entstehen, dass Sie das Gesetz der Sünde in Ihrem Leben akzeptieren, indem Sie sich über einen längeren Zeitraum hinweg auf die Lügen Satans einlassen. Bei einem Syndrom liegt keine offensichtliche Krankheit eines Körperteils vor, sondern eine Fehlfunktion unbestimmten Ursprungs.

Lassen Sie mich nun den Unterschied zwischen einer Krankheit und einem Syndrom näher erläutern. Wenn ich von einer Krankheit spreche, meine ich damit, dass eine organische Schädigung des Körpers vorliegt – Zellen wurden zerstört, Organe wurden beschädigt. Wenn ich von einem Syndrom spreche, meine ich damit eine Funktionsstörung eines Körpersystems, bei der das Organ selbst nicht beschädigt ist und mit dem Körperteil physisch alles in Ordnung ist. Aber auch ohne Schaden funktioniert etwas nicht richtig; der bestimmte Körperteil erfüllt seine Aufgabe nicht richtig. Diese Funktionsstörung hat Gründe, die der Wissenschaft nicht klar sind, aber es handelt sich um ein Ungleichgewicht der Homöostase. Sowohl bei Krankheiten als auch bei Syndromen besteht ein Ungleichgewicht in Gottes Schöpfung.

Ihr Körper ist dazu da, Ihnen zu dienen, und er sollte diese Funktion erfüllen, es sei denn, etwas stört ihn dabei. Denken Sie daran: Wenn Sie Versuchungen vom Geist der Angst nicht abwehren, verinnerlichen Sie das, wovor Sie Angst haben oder was Sie (be)fürchten, und projizieren dieses mögliche Versagen in die Zukunft. Ihr limbisches System reagiert darauf und Ihr Hypothalamus spürt, dass Sie nicht in Frieden sind. Infolge von Angst, Sorge, Stress, Schuldgefühlen oder Scham löst der Hypothalamus elektrische und chemische Fehlsignale aus, die an den Rest des Körpers weitergeleitet werden und Funktionsstörungen im endokrinen System, im Nervensystem, im Verdauungssystem oder in allen diesen Bereichen hervorrufen. Eine Folge davon sind multiple Belastungsstörungen. In meiner dreißigjährigen Tätigkeit habe ich dieses Ergebnis bei Tausenden Menschen gesehen. Vielleicht kennen auch Sie jemanden, der an multiplen Störungen oder Syndromen leidet.

Die medizinische Wissenschaft ist zu dem Schluss gekommen, dass Angst und emotionale Traumata das Gehirn verändern, aber für die meisten Syndrome kennt sie weder die Ursache noch das Heilmittel. Deshalb verabreicht man Ihnen Antidepressiva oder Medikamente gegen Angstzustände und Nahrungsergänzungsmittel und verordnet Ihnen ganzheitliche alternative Behandlungsmethoden. Wir wissen aber, dass die wahre Lösung darin besteht, Ihren Geist und Ihre Seele auf das Wort Gottes auszurichten, über das Wort nachzusinnen und es auszuleben, bis es ein Teil Ihres Langzeitgedächtnisses wird und die stressigen Lügen des Feindes ersetzt. Dann wird Frieden – und nicht Angst und Stress – in Ihrem Herzen und Ihrem Leben herrschen.

Eine Heilung von multiplen Belastungsstörungen

Gott heilt auch heute noch – selbst chronische Belastungsstörungen, die als unheilbar gelten, unterliegen seinem Wort. Bei *Be in Health* haben wir gesehen, dass viele Menschen geheilt wurden, als sie Gottes Wahrheiten zum Thema Gesundheit angewandt haben. Emily ist eine Frau, bei der mehrere Belastungsstörungen diagnostiziert worden waren, bis Gott sie heilte. Hier ist ihre Geschichte:

> Bis vor etwa elf Jahren habe ich ein sehr aktives Leben geführt. Ich war verheiratet, hatte fünf Kinder, hatte ein Geschäft und arbeitete mit meinem Mann in unserer Kirche mit. Langsam

begannen bei mir körperliche Symptome aufzutreten: unerklärliche Gelenkschmerzen, Müdigkeit, allergische Reaktionen. Ich litt unter einer Krankheit nach der anderen. Nachdem ich mehrere Spezialisten aufgesucht hatte, wurde bei mir Fibromyalgie[8], chronische Müdigkeit, chronische Migräne, Zöliakie (Unverträglichkeit von Gluten), weitere Nahrungsmittelallergien und Hypoglykämie diagnostiziert.

Ich litt neun lange Jahre lang unter einer kräftezehrenden Krankheit. Ich versuchte, für meine Familie da zu sein, aber ich war wegen der Schmerzen oft bettlägerig. Schließlich musste ich mein Geschäft verkaufen und die meiste Zeit zu Hause verbringen. Wenn ich ausging, trug ich eine Vollgesichtsmaske, um mich vor der Umwelt zu schützen. Ich versuchte alles, was ich konnte, um gesund zu werden, aber nichts half – weder Ärzte noch Medikamente, ganzheitliche Behandlungen, Diäten, spezielle Nahrungsergänzungsmittel, ätherische Öle oder Gebete. Einige Behandlungen brachten vorübergehend Erleichterung, aber dann war ich wieder genau da, wo ich angefangen hatte. Es war ein Albtraum.

Vor zwei Jahren war ich an meinem Tiefpunkt angelangt. Die Hochzeit meiner Tochter stand kurz bevor und ich lag mit Schmerzen im Bett. Als ich mich einmal umdrehte, sah ich die vielen Flaschen mit Nahrungsergänzungsmitteln und verschreibungspflichtigen Medikamenten auf meinem Nachttisch, von denen mir keines geholfen hatte. Ich war so krank, dass ich kaum sprechen konnte. Ich glaube, in diesem Moment hörte ich Gott zu mir sagen: „Bist du bereit, es auf meine Art zu tun?“

Ein paar Monate später war ich bei einer Frauenbibelstunde, erzählte meine Geschichte und bat um Gebet. Danach kam eine Frau auf mich zu und sagte: „Ich muss Ihnen etwas mitteilen.“ Wir unterhielten uns zwei Stunden lang und sie erzählte von den biblischen Wahrheiten, die sie bei *Be in Health* und *For My Life* gelernt hatte. Sie war begeistert, als sie erklärte, wie Gott sie geheilt und durch sein Wort befreit hatte. Ich wusste, dass Gott mich auf die Worte, die ich an diesem Tag hörte, vorbereitet hatte.

[8] Fibromyalgie oder Fibromyalgiesyndrom (FMS) ist ein Syndrom ausgebreiteter Schmerzen in verschiedenen Körperregionen, Schlafstörungen und vermehrter Erschöpfung (Wikipedia, 17.08.2022).

Mein Mann und ich waren uns einig, dass dies der nächste Schritt war. Zwei Monate später war ich in Thomaston, Georgia, bei einem einwöchigen *For My Life*-Seminar. Vom ersten Tag an hörte ich biblische Wahrheiten, die direkt an mich gerichtet zu sein schienen. Alles, was gelehrt wurde, war von Gottes Wort durchdrungen, und ich konnte die Wahrheit klar erkennen. Ich war im Alter von dreizehn Jahren adoptiert worden, und mir wurde klar, dass es einige Dinge gab, um die ich mich kümmern musste. Der Heilige Geist begann, an meinem Herzen zu arbeiten, erinnerte mich an bestimmte Situationen und führte mich dazu, für Dinge in meinem Herzen Buße zu tun.

Meine Heilung trat nicht sofort ein, aber am Ende der Woche schmerzte mein Körper nicht mehr so stark und ich hatte das Gefühl, dass eine große Last von mir abgefallen war. Ich konnte mit einer neuen Klarheit über das, was Gottes Wort in Bezug auf Heilung sagte, nach Hause gehen. Ich hatte nun „Werkzeuge in meinem Werkzeugkasten", mit denen ich die biblischen Lehren über Heilung umsetzen konnte.

In der ersten Woche, in der ich wieder zu Hause war, beschloss ich, einige der Lebensmittel, gegen die ich „allergisch" war, in Maßen zu essen. Das war für mich ein Schritt des Vertrauens; ich wollte mich nicht von der Angst vor diesen Lebensmitteln unterkriegen lassen. Keines der Lebensmittel machte mir etwas aus! In den folgenden Wochen und Monaten verbesserte sich mein Gesundheitszustand ohne jegliche medizinische Intervention weiter. Die Schmerzen und die Müdigkeit verschwanden; die Allergien verschwanden. Heute bin ich gesünder als vor meiner Erkrankung!

Mein Mann, der mich in all den Jahren der Krankheit stark unterstützt hatte, war so glücklich und sagte: „Ich habe meine Frau zurückbekommen!" Und ich kann mit Freude sagen: „Ich habe mein Leben zurückbekommen! Ich bin Gott so dankbar!"

Emily und ihr Mann dienen wieder aktiv dem Herrn. Und sie erfreuen sich an ihren fünf Kindern, von denen drei inzwischen verheiratet sind, und an ihren fünf Enkelkindern.

Emily ist nicht die einzige Person, der wir bei den *For-My-Life*-Seminaren begegnet sind und bei der mehrere Stresssyndrome diagnostiziert wurden. Wenn das Immunsystem geschwächt ist, können

Krankheiten den Körper von allen Seiten angreifen. Manchmal kommen Menschen zu uns und bringen eine Liste mit etwa zehn Krankheiten mit. Natürlich wollen sie, dass alle zehn verschwinden. Lassen Sie mich Ihnen sagen, dass es immer eine primäre Krankheit bzw. ein primäres Syndrom gibt; der Rest ist nur eine Begleiterscheinung. Sie werden niemals eine sekundäre Krankheit besiegen, wenn Sie nicht die primäre Krankheit besiegen, die die anderen hervorbringt. Wenn Sie die Hauptkrankheit besiegen und Gott Sie heilt, werden die anderen neun automatisch verschwinden.

Das sind Dinge, die Sie hören müssen! Wir sind so sehr damit beschäftigt, den Symptomen und Krankheitsbildern hinterherzujagen, dass wir nicht einmal berücksichtigen, warum wir überhaupt krank geworden sind oder wie wir wieder gesund werden können, und unsere Ärzte haben nicht die leiseste Ahnung. Schauen wir uns also jetzt die Ursachen und Heilmittel für verschiedene Belastungsstörungen an.

Belastungsstörungen: Ihre Ursachen und Heilmittel

Fibromyalgie

Fibromyalgie ist eine Stress- und Angststörung. Ihre klassischen Symptome sind Schmerzen in den Muskeln, Bändern und im Bindegewebe, Müdigkeit und chronische Schlaflosigkeit. 99 Prozent der Menschen, bei denen Fibromyalgie diagnostiziert wird, sind Frauen.

Im Laufe der Jahre habe ich erlebt, dass unzählige Frauen von dieser Belastungsstörung geheilt wurden. Fibromyalgie tritt in der Regel bei Frauen auf, die zu Opfern gemacht worden sind. Fallstudien zeigen, dass sie in erster Linie auf die fehlende Zuwendung oder Fürsorge durch einen Mann, vielleicht den Vater oder den Ehemann, zurückzuführen ist. Diese Frauen haben Angst vor dem Verlassenwerden.

Fibromyalgie befällt Frauen, die sich nicht geborgen, beschützt, versorgt oder sicher fühlen und ständig über ihre Schulter schauen. Sie sind getrieben und ängstlich, versuchen alles Mögliche, um Sicherheit und Stabilität zu finden, die sie nicht von ihren Ehemännern oder Vätern bekommen. In den meisten Fällen hat eine solche Frau die ganze Last der Welt auf ihren Schultern getragen. Sie war diejenige, die das Haus geistlich führte, sich um die Kinder und die Finanzen kümmerte und vielleicht auch mit wiederkehrenden Krisen in der Familie allein fertig wurde. Sie hat die ganze Last auf sich genommen, weil der Mann in ihrem Leben sich um keine dieser Aufgaben gekümmert hat. Infolgedessen ist sie unter dieser Last zusammengebrochen.

Die geistliche Ursache der Fibromyalgie ist Angst, Sorge, Stress, Getriebenheit und Perfektionismus. Sie wird durch den Geist der Angst im Bereich jenseits des Bewusstseins ausgelöst. Dieser Geist der Angst löst Nervenimpulse durch den Hypothalamus aus, der spürt, dass es ein Problem in der Seele und im Geist gibt.

Für Fibromyalgie gibt es in der Medizin weder eine bekannte Ursache noch ein Heilmittel. Aus biblischer Sicht wissen wir, dass Sie die Krankheit nur loswerden können, wenn Sie sich von den Lügen des Feindes befreien und zulassen, dass Gott Sie von Ihrer Sorge, Ihrer Angst und Ihrem Stress befreit. Die Bibel sagt uns, dass wir keine Angst vor irgendetwas haben sollen!

> *Seid um nichts besorgt, sondern in allem sollen durch Gebet und Flehen mit Danksagung eure Anliegen vor Gott kundwerden; und der Friede Gottes, der allen Verstand übersteigt, wird eure Herzen und eure Gedanken bewahren in Christus Jesus* (Philipper 4,6-7).

Eine Wahrheit, die in diesem Buch immer wiederholt wird, ist, dass Gott uns keinen Geist der Angst oder Furcht gegeben hat. Um von Fibromyalgie geheilt zu werden, müssen Sie für Ihre Angst und Sorge Buße tun. Lernen Sie, auf Gott und seine Liebe zu vertrauen. Wenn Sie Ihre Sorgen auf den Herrn werfen, müssen Sie vielleicht auch Buße davon tun, dass Sie zu viele Lasten auf sich genommen haben: *„Alle eure Sorge werft auf ihn; denn er sorgt für euch“* (1. Petrus 5,7 LUT). Erneuern Sie Ihren Sinn, damit Sie sich nie wieder auf das Gesetz der Sünde einlassen, was die Sorge und die Angst vor dem Verlassenwerden angeht. *„Wer festen Herzens ist, dem bewahrst du Frieden; denn er verlässt sich auf dich“* (Jesaja 26,3 LUT). Wenn Frieden in die Seele einer Frau einkehrt, beruhigt sich das Nervensignal des Hypothalamus und die Fibromyalgie wird geheilt.

Chronisches Erschöpfungssyndrom

Das chronische Erschöpfungssyndrom (CFS) ist eine Belastungsstörung, die durch extreme Müdigkeit gekennzeichnet ist, die monatelang anhält, auch durch Bettruhe nicht verschwindet und durch keine medizinische Grunderkrankung erklärt werden kann. Weitere Symptome des CFS sind chronische Schlaflosigkeit, Muskelschmerzen, Kopfschmerzen sowie Konzentrations- und Gedächtnisschwäche. Ähnlich wie bei der Fibromyalgie werden über 95 Prozent der Fälle von chronischem Erschöpfungssyndrom bei Frauen diagnostiziert.

Die Ursache liegt im Stress. Dahinter steht der Drang, sich die Anerkennung und Liebe einer Autoritätsperson, in der Regel eines Elternteils, zu verdienen. Die Person versucht, sich diese Anerkennung und Liebe zu verdienen, indem sie in der Welt erfolgreich ist. Bestimmte Kulturen sind besonders von diesem Bedürfnis nach Anerkennung durch Erfolg getrieben. Menschen aus diesen Kulturen fühlen sich zusätzlich unter Druck gesetzt, von ihrer Gemeinschaft Anerkennung zu erhalten. Das wird zu einer großen Last.

Laut der medizinischen Fachwelt gibt es keine bekannte Ursache oder Heilung für das chronische Müdigkeitssyndrom. Es ist schwer zu diagnostizieren, weil die Symptome so ähnlich sind wie bei Fibromyalgie oder Multipler Sklerose. Die Ärzte verschreiben Mittel zur Linderung der Symptome durch Medikamente und stressreduzierende Aktivitäten. Aber wie Sie gerade in Emilys Zeugnis gelesen haben, besteht das beste Rezept darin, die geistlichen Ursachen in Ihrem Leben zu beseitigen und vollständig geheilt und frei zu werden!

Wer an chronischer Müdigkeit leidet, muss sich die Wahrheit zu eigen machen, dass wir von Gott wunderbar und einzigartig geschaffen wurden. Die Heilung besteht darin, Buße zu tun, das Streben nach Erfolg aus den falschen Gründen aufzugeben und zu erkennen, dass Sie einen Wert haben. Sie müssen sich Liebe nicht verdienen. Gott ist Liebe. Gott wird Sie immer annehmen, wenn Sie sich an ihn wenden. Bei allen Belastungsstörungen ist eine Teilursache, dass man auf sich selbst oder andere Menschen, anstatt auf Gott vertraut. Betrachten Sie weder sich selbst noch andere als Ihre Quelle der Anerkennung oder des Erfolgs. Das ist sehr anstrengend und führt nie zum richtigen Ergebnis. Vertrauen Sie auf Gott; er ist Ihre Quelle.

Diabetes Typ 2

In den USA sind „mehr als 30 Millionen Amerikaner an Diabetes erkrankt (etwa 10 Prozent), und 90 bis 95 Prozent von diesen haben Diabetes Typ 2“[9], der eng mit Fettleibigkeit verbunden ist. Sie ist zu einer Plage in unserer von Sorgen geprägten und übergewichtigen Nation geworden. Diabetes Typ 2 ist keine echte Krankheit. Sagen Sie das nicht Ihrem Arzt! Das liegt daran, dass es sich um ein Syndrom handelt – eine Angst- und Belastungsstörung.

Eine gut funktionierende Bauchspeicheldrüse produziert Insulin – das Hormon, das es ermöglicht, dass Zucker (Glukose) aus dem Blut in andere Körperzellen gelangt, um dort zur Energiegewinnung genutzt zu werden. Wie wir im Kapitel über Autoimmunerkrankungen gesehen haben, greift das Immunsystem bei Diabetes Typ 1 die Bauchspeicheldrüse an und *zerstört* die Pankreasinseln, die das Insulin produzieren. Bei Diabetes Typ 2 sind die Pankreasinseln jedoch gar nicht erkrankt, sondern etwas Unsichtbares hindert sie daran, das Insulin richtig freizusetzen. Ihre Zellen reagieren nicht mehr normal auf das Insulin, wodurch der Zuckerspiegel in Ihrem Blut auf gefährliche Werte ansteigt. Es handelt sich um ein Syndrom, das ein Ungleichgewicht der Funktionen verursacht.

Im Laufe der Jahre habe ich eine ganz bestimmte geistliche Ursache im Zusammenhang mit Diabetes Typ 2 gefunden. In fast allen Fällen, die ich sehe, kämpft die Person mit der Angst, andere zu enttäuschen. Warum sollten wir befürchten, andere zu enttäuschen, wenn sie nicht unsere Quelle sind? Ich werde Ihnen sagen, warum. Weil wir nicht wissen, wer wir durch Jesus Christus im Vater sind, und deshalb machen wir andere zu unserer Quelle der Anerkennung. Sie zu enttäuschen und deshalb nicht akzeptiert zu werden, ist unsere größte Angst.

Sie müssen lernen, dass Sie sich nicht darauf verlassen können, dass andere Sie akzeptieren, aber Sie dürfen wissen, dass Gott Sie akzeptiert. Und, seien Sie ehrlich zu sich selbst, Sie sind nicht perfekt und werden andere enttäuschen. Aber ich bin so dankbar, dass Gott uns die Möglichkeit gegeben hat, Buße zu tun und unsere

---

[9] „Type 2 Diabetes“, Centers for Disease Control and Prevention, https://www.cdc.gov/diabetes/basics/type2.html

Beziehungen weiterzuentwickeln, ohne in der Angst festzustecken, andere zu enttäuschen. Nichts ist jenseits von Gottes Liebe und seiner Macht zu heilen. Er bleibt der Gott, *„der dir alle deine Sünde vergibt und heilet alle deine Gebrechen"* (Psalm 103,3 LUT).

Da Diabetes Typ 2 mit Fettleibigkeit in Verbindung gebracht werden kann, ist es wichtig, dass Sie sich richtig ernähren und Gewicht verlieren. Es ist auch wichtig, dass Sie Medikamente einnehmen, um Ihre Krankheit in den Griff zu bekommen und Ihren Blutzuckerspiegel unter Kontrolle zu halten, während Sie an Ihrer Heiligung arbeiten. Solange Sie nicht von der geistlichen Ursache des Problems befreit sind, werden Sie noch immer mit diesem Syndrom kämpfen. Sie werden immer noch Angst haben, andere zu enttäuschen. Sie mögen medizinisch unter Kontrolle sein, aber Sie haben das Problem nicht gelöst, solange Sie nicht über Ihrer Angst Buße tun, Gottes Wahrheit anwenden und geheilt werden.

Nehmen Sie Gottes Wort an. Wir haben diesen Vers bereits früher verwendet, aber die grundlegende Schriftstelle für die Heilung von Belastungsstörungen ist 1. Johannes 4,18: *„Furcht ist nicht in der Liebe, sondern die vollkommene Liebe treibt die Furcht aus."* Jede geistlich verursachte Krankheit, die durch irgendeine Art von Angst verursacht wird, beinhaltet einen Beziehungsbruch auf irgendeiner Ebene. Es könnte ein Bruch in der Beziehung zu Gott sein, ein Bruch in der Beziehung zu sich selbst, wenn Sie sich Ihre Vergangenheit nicht verzeihen können, oder ein geistlicher Bruch mit einem anderen Menschen, dem Sie nicht verzeihen können, dass er Sie verletzt oder verlassen hat.

„Wer sagt, dass er im Licht sei, und hasst seinen Bruder, ist in der Finsternis bis jetzt" (1. Johannes 2,9). Woran erkennen Sie, dass in Ihrem Herzen immer noch Unversöhnlichkeit oder Hass gegenüber einem anderen Menschen herrscht? Wenn Sie jedes Mal, wenn Sie an diese Person denken, einen Stich in Ihrem Geist spüren, dann wissen Sie, dass in Ihrem Herzen etwas nicht stimmt!

Durchsuchen Sie Ihr Herz und erlauben Sie dem Heiligen Geist, Ihnen zu offenbaren, von welcher Angst oder welchem Beziehungsbruch Sie umkehren müssen. Verwerfen Sie die Versuchungen und Gedanken, die sich gegen Gottes Wort erheben. Ihr Vater liebt Sie und er hat Gutes für Ihr Leben im Sinn, nicht Ablehnung, Angst und

Unheil. Erneuern Sie Ihren Geist mit seinem Wort und freuen Sie sich über Ihre Freiheit!

Gastrointestinale Probleme

Es gibt eine Reihe von Magen-Darm-Problemen, die durch Angst, Unruhe und Stress verursacht werden. Ein Großteil der Fehlfunktionen des Magen-Darm-Trakts wird dadurch verursacht, dass Sie in Ihrem Herzen keinen Frieden mit den Problemen in Ihrem Leben haben.

Reizdarmsyndrom

Das Reizdarmsyndrom (RDS) ist eine Erkrankung aufgrund von Angst, Sorge und Stress, bei der die Dendriten in der Darmschleimhaut aufflammen, ähnlich wie Geschwüre in der Magenschleimhaut entstehen. Menschen, die am Reizdarmsyndrom leiden, haben wahrscheinlich ein geschwächtes Immunsystem. Im Dickdarm vermehren sich die Bakterien, weil das Immunsystem nicht mehr die Kraft hat, sie zu bekämpfen. Zu den Symptomen gehören Krämpfe, Bauchschmerzen, Blähungen und Durchfall oder Verstopfung. Das Reizdarmsyndrom ist ein Syndrom, weil der eigentliche Dickdarm bzw. das Darmgewebe nicht geschädigt ist. Ärzte betrachten das Reizdarmsyndrom als eine chronische Erkrankung ohne spezifische Ursache oder Heilung.

Meine Studien haben gezeigt, dass etwa 75 Prozent der von RDS Betroffenen weiblich sind. Es betrifft Frauen, die von ihren Vätern körperlich oder verbal missbraucht wurden. Frauen sind bei einem Mangel an Liebe sehr anfällig für Belastungsstörungen (und für Allergien). Es ist der Vater, nicht die Mutter, der zuerst für das emotionale Wohlbefinden seiner Tochter sorgt. Der Feind hat es wirklich auf einige Männer abgesehen, indem er sie dazu verleitet, keine richtigen Väter zu sein und ihre Frauen und Töchter nicht so zu schützen, wie Gott es uns in seinem Wort nahelegt. Satans Absicht ist es, uns dazu zu bringen, das Wort *Vater* zu hassen oder davor Angst zu haben. Wenn wir dann erfahren, dass Gott unser Vater ist, reagieren wir negativ auf dieses Bild. Wir bleiben dann von unserem liebevollen himmlischen Vater, den wir fürchten, getrennt. Er wird durch die Assoziation mit dem Versagen des menschlichen Vaters mitschuldig gemacht.

Viele Christen, denen ich begegne, sowohl Männer als auch Frauen, fühlen sich immer noch wie Waisen, wenn es um eine Vaterfigur geht, obwohl sie wissen, dass ihr wahrer Vater Gott ist. Sie fühlen sich so, weil ihr irdischer Vater Gott, den Vater, nicht repräsentieren konnte oder weil es einen Bruch in der Beziehung gab.

Wenn ich Menschen im Publikum bitte, die Hand zu heben, falls ihr Vater nie „Ich liebe dich" zu ihnen gesagt hat, gehen 80 bis 90 Prozent der Hände hoch. Gott, der Vater, sagte über Jesus: *„Dieser ist mein geliebter Sohn, an dem ich Wohlgefallen gefunden habe"* (Matthäus 3,17; 17,5; 2. Petrus 1,17). Es ist kein Sakrileg, wenn Sie die gleichen oder ähnliche Worte zu Ihren eigenen Kindern sagen. Sagen Sie jedem einzelnen von ihnen, vom Ältesten bis zum Jüngsten, dass Sie sie lieben und sich über sie „freuen". Lassen Sie niemanden aus! Ihre Gesundheit hängt davon ab!

Colitis Ulcerosa

Colitis ulcerosa (UC) ist eine entzündliche Darmerkrankung (IBD), die zu Entzündungen und Geschwüren (Wunden) in der Auskleidung Ihres Verdauungstrakts führt, insbesondere im Dickdarm. UC gilt als Angst-, Beklemmungs- und Belastungsstörung und ist ein Syndrom, denn obwohl die Schleimhaut entzündet ist, wird sie nicht, wie bei Morbus Crohn, zerstört. Zu den Symptomen gehören Schmerzen, Bauchkrämpfe und Blut im Stuhl. Genau wie bei den anderen Belastungsstörungen, die wir besprochen haben, kennt die medizinische Wissenschaft keine spezifische Ursache oder Heilung, außer einigen Änderungen der Lebensweise. Wir wissen, dass die Heilung, wie bei den anderen Belastungsstörungen, darin besteht, von Angst und Sorge umzukehren, die entsprechenden Versuchungen abzuwehren und Ihren Geist durch das Wort Gottes zu erneuern.

Malabsorption oder undichter Darm

Die Malabsorption oder das Leaky-Gut-Syndrom (Syndrom des durchlässigen Darms) ist zu einer Volkskrankheit geworden. Bei diesem Syndrom wird Nahrung aufgenommen, aber die Nährstoffe aus dieser Nahrung erreichen über den Blutkreislauf nie die Zellebene.

Das trügerische Problem, das hinter der Malabsorption steckt, ist, dass man oft versucht, dies durch den massiven Einsatz von Nahrungsergänzungsmitteln auszugleichen. Leider werden die teuren Reformkostprodukte und Nahrungsergänzungsmittel, genau wie die ursprüngliche Nahrung, nicht vom Körper aufgenommen, sondern einfach ausgeschieden. Die Ursache hinter all diesen Aktivitäten ist Angst, Sorge und Stress.

Säurereflux oder GÖR

Säurereflux und die gastroösophageale Refluxkrankheit (GÖR) sind andere Belastungsstörungen, die den Magen-Darm-Trakt beeinflussen und durch Angst, Sorge und Stress ausgelöst werden. Säurereflux oder Sodbrennen ist eine häufige Erkrankung, bei der Magensäure in die Speiseröhre zurückfließt.

Über sechzig Millionen Amerikaner leiden mindestens einmal im Monat unter Sodbrennen.[10] Es wird ernsthafter, wenn die Magensäure täglich in die Speiseröhre gelangt und somit Schmerzen verursacht, die Essgewohnheiten unterbricht und den Schlaf stört. GÖR wird diagnostiziert, wenn die Schließmuskelklappe, die verhindert, dass die Magensäure zurück in die Speiseröhre aufsteigt, nicht richtig funktioniert. Die Einnahme von Medikamenten und der Verzicht auf bestimmte Nahrungsmittel helfen bei der Bewältigung des Syndroms. Aber wenn man von Furcht, Sorge und Stress frei wird, wird das die Heilung von GÖR bringen.

Migräne

Migräne ist eine Belastungsstörung mit unerklärlichen, pochenden Kopfschmerzen, die von Übelkeit, Erbrechen, Sehstörungen, Müdigkeit und starken Stimmungsschwankungen begleitet werden. Als Folge des Ungleichgewichts in der Homöostase haben Migränepatienten einen niedrigeren Serotoninspiegel und eine höhere Histaminproduktion durch Drüsen des endokrinen Systems. Aufgrund des erhöhten Histaminspiegels erweitern sich die Blutgefäße in Ihrem Kopf und stoßen auf das nahegelegene Nervengewebe. Dann haben Sie Migräneschmerzen, die manchmal sehr stark sein können.

---

[10] American College of Gastroenterology, https://gi.org/topics/acid-reflux/.

Bei Migräne gibt es zwei Ursachen. Eine Person hat einen inneren Konflikt in Bezug auf einen äußeren Konflikt. Der äußere Konflikt öffnet der Angst Tür und Tor, wodurch das Histamin freigesetzt wird, und dann fühlt sich die Person schuldig, weil sie diesen Konflikt hat und durch die Art, wie sie damit umgeht. Dabei kann es sich um einen Konflikt handeln, bei dem es um eine Beziehung, eine Arbeitssituation, Kindererziehung oder etwas anderes geht.

Migräne tritt vor allem bei Frauen auf. Ärzte verschreiben Medikamente, die den Serotoninspiegel erhöhen und den Histaminspiegel senken, um die Migräne zu kontrollieren. Wir verschreiben Migränepatienten, dass sie in Bezug auf die Angst und Selbstablehnung, die sie quält, Buße tun und dass sie ihren inneren Konflikt über einen äußeren Konflikt lösen, indem sie sich ihren Frieden von Gott schenken lassen und ihm die Beziehung, das Erziehungsproblem – oder was auch immer der zugrunde liegende Konflikt sein mag – abgeben. Wir haben große Erfolge mit Gottes „Rezepten“ gesehen.

Chronische Schlaflosigkeit

Chronische Schlaflosigkeit ist eine Belastungsstörung aufgrund von Angst und Sorge, die durch einen Geist der Angst hervorgerufen wird, der reale oder eingebildete Ängste auf den Hypothalamus projiziert. Denken Sie wieder daran, dass Ihr Hypothalamus so etwas wie der Wachhund Ihres endokrinen Systems ist. Nimmt der Hypothalamus Stress wahr, wird er nicht ruhen, bis das Stressproblem gelöst ist. Der Hypothalamus kontrolliert auch die Schlafmuster. Wenn er also durch Stress stimuliert wird, lässt er nicht zu, dass der Körper in einen Schlafrhythmus kommt.

Die Aufgabe des Hypothalamus ist es, Sie nicht schlafen zu lassen, bis Sie den Stress gelöst haben oder bis Sie Ihren Frieden haben, weil Sie dem Herrn vertrauen, dass er die Lösung für Ihre Stresssituation hat. Dann wird der Hypothalamus aufhören, ständig in Alarmbereitschaft zu sein und Sie schlafen lassen. *„Ich will mich in Frieden niederlegen und schlafen; denn du, Herr, lässt mich in Sicherheit wohnen“* (Psalm 4,8).

Akne

Akne ist eine Hauterkrankung, die meist das Gesicht, den Nacken, den Rücken und die Schultern befällt. Einfache Akne entsteht durch Menschenfurcht, wie z. B. Gruppenzwang oder die Angst vor Ablehnung. Dieses Maß an Angst und Sorge löst eine erhöhte Histaminausschüttung hinter der Haut aus. Das Histamin erhöht auch die Sekretion von Öl in der Epidermis und verursacht Akne. Menschen mit Akne, ob jung oder alt, können Heilung finden, indem sie die Menschenfurcht und die Furcht vor Ablehnung als Sünde bekennen und auf die Wahrheit von Gottes Wort vertrauen, dass er sie liebt und sich um sie kümmert.

Asthma

Asthma ist eine Belastungsstörung, die auf ein ganz bestimmtes Grundproblem zurückzuführen ist: die Angst vor dem Verlassenwerden. Mit der Zeit führt dieser Geist der Angst zu einer Versteifung der Membran Ihrer Atemwege. Der Sauerstoff gelangt nicht mehr in Ihre Lunge, das Kohlendioxid nicht mehr hinaus. Dann bekommen Sie einen Asthmaanfall. Medikamente sorgen dafür, dass sich die Atemwege entspannen, sodass Sie wieder atmen können. Ein „besserer Weg“ ist es, sich von Gott von Ihrer Angst befreien zu lassen. Das Gegenmittel ist Gottes Versprechen, dass er Sie niemals verlassen oder aufgeben wird. *„Seid mutig und stark! Habt keine Angst und lasst euch nicht von ihnen einschüchtern! Denn der HERR, euer Gott, geht mit euch. Er hält immer zu euch und lässt euch nicht im Stich!“* (5. Mose 31,6 HFA; vgl. auch Hebräer 13,5).

Übermäßiges Essen

Übermäßiges Essen ist eine durch Angst und Sorge verursachte Störung. Die geistlichen Ursachen dieser Störung sind die Angst vor Ablehnung, Menschenfurcht, Angst vor Versagen und Angst vor dem Verlassenwerden. Dies können mächtige Kräfte sein, die Menschen antreiben und langfristig Angst, Sorge und Stress erzeugen.

Übermäßiges Essen hat auch eine süchtig machende Eigenschaft. Alle Süchte haben ihre Ursachen in dem Bedürfnis, geliebt zu werden. Wer sich nicht geliebt fühlt, fühlt sich auch nicht gut in Bezug auf sich selbst. Infolgedessen kommt es zu einem Rückgang der Serotoninausschüttung. Serotonin ist ein von Gott geschaffener chemischer Stoff, der dafür sorgt, dass Sie sich im Leben wohlfühlen. Bei einem Serotoninabfall brauchen Sie ein Aufputschmittel, um sich besser zu fühlen, und Sie entscheiden sich für Essen, das letztlich nur ein Schnuller, ein falscher Tröster ist. Ein niedriger Serotoninspiegel führt auch dazu, dass sich Ihr Stoffwechsel verlangsamt, sodass Sie zunehmen, manchmal sogar übermäßig. Da Sie Essen als Trostmittel und Ersatz für Liebe verwenden, wird dies zu einem Teufelskreis.

Das Heilmittel gegen übermäßiges Essen besteht darin, Ihre Ängste vor Ablehnung und Verlassenheit zu erkennen und dafür Buße tun. Sie müssen Gottes Wort darüber glauben, wer Sie durch Jesus Christus im Vater sind. Empfangen Sie die Liebe Gottes und anderer und hören Sie auf, sich selbst zu hassen. Das Bedürfnis, sich mit Essen zu trösten, wird abnehmen, wenn Sie Gottes Wahrheit anwenden, dass Sie in ihm geliebt sind.

Die Ursache loswerden

Wir können Gott bitten, uns zu heilen, aber selbst wenn er das tut, werden wir das Grundproblem nicht los, falls wir uns weiterhin der Sünde hingeben, die das Problem überhaupt erst verursacht hat. Wenn das passiert, kehrt die Krankheit oder das Syndrom zurück und wir „verlieren unsere Heilung", weil die Ursache nicht ausgerottet wurde. Manchmal weigern wir uns, die Erkenntnisse umzusetzen, die uns geschenkt wurden. Menschen mögen keine Regeln, aber wenn sie vom Herrn kommen, sind sie für uns alle von Nutzen.

Denken Sie daran, sich vor Selbstmitleid zu hüten. Manche Menschen nehmen sich nicht einmal die Zeit, Buße zu tun, weil sie Selbstmitleid mehr lieben als den Glauben. Noch einmal: Selbstmitleid ist der Superkleber aus der Hölle, der Sie an die Vergangenheit fesselt. Wir sprechen hier über Ihr Leben. Sie haben den Geist Gottes in sich, also stehen Sie auf und lassen Sie sich von Gott helfen, Ihr Leben zu meistern.

In 1. Korinther 10,13 (ZÜR) heißt es: *„Noch ist keine Versuchung über euch gekommen, die nicht menschlich wäre. Gott aber ist treu: Er wird nicht zulassen, dass ihr über eure Kräfte versucht* *werdet, sondern mit der Versuchung auch den Ausweg schaffen, dass ihr die Kraft habt, sie zu bestehen.*" Keine der Ängste und Sorgen, die Ihnen widerfahren sind, betreffen nur Sie. Wir alle sind versucht, uns Menschenfurcht, die Angst vor Ablehnung oder die Sorgen und den Stress wegen der Begebenheiten oder Krisen in unserem Leben zu eigen zu machen. Wie wir damit umgehen, macht den Unterschied.

Ich handhabe es so: In der einen Hand halte ich, was Satan sagt, und in der anderen Hand halte ich höher, was Gott sagt, um Satan zu widersprechen. Dann nehme ich die Lüge Satans und werfe sie im Namen Jesu nieder. Ich folge der Wahrheit von Gottes Wort, ob ich mich so fühle oder nicht. Das könnte bedeuten, dass ich jemandem vergebe, der mir Unrecht getan hat. Dieser Prozess hat nichts mit meinen Gefühlen oder Emotionen zu tun. Es hat alles mit meiner Freiheit zu tun, die sich aus der Wahrheit von Gottes Wort ergibt. *„Und ihr werdet die Wahrheit erkennen, und die Wahrheit wird euch frei machen"* (Johannes 8,32).

Ganz gleich, ob Ihre Heilung sofort eintritt oder eine Weile auf sich warten lässt, Gottes Wort ist immer noch Wahrheit. *„Gott ist wahrhaftig, jeder Mensch aber Lügner"* (Römer 3,4). Wenn Ihre Heilung nicht sofort eintritt, wie in dem Zeugnis, das Sie von Emily gelesen haben, dann sollten sie Ihr *„Gesicht hart wie Kieselstein machen"* (vgl. Jesaja 50,7). Ziehen Sie eine rote Linie und sagen Sie: „Schluss mit den Lügen, Satan, in Jesu Namen!"

Sie stehen nicht allein in diesem Kampf!

Wählen Sie heute, wem Sie dienen wollen (vgl. Josua 24,15). Die Entscheidung liegt bei Ihnen, aber der Heilige Geist ist Ihr Helfer und wird Sie befähigen, ihre Entscheidung umzusetzen.

> *... und ich werde den Vater bitten, und er wird euch einen anderen Beistand geben, dass er bei euch ist in Ewigkeit, den Geist der Wahrheit, den die Welt nicht empfangen kann, weil sie ihn nicht sieht noch ihn erkennt. Ihr erkennt ihn, denn er bleibt bei euch und wird in euch sein* (Johannes 14,16-17).

Sprechen Sie nichts Negatives über sich aus, und sprechen Sie nicht die Worte und Versuchungen des Teufels. Sprechen Sie die Worte Gottes aus. *„Tod und Leben sind in der Gewalt der Zunge"* (Sprüche 18,21). Ich habe die letzten Jahre meines Lebens damit verbracht, über meine Herzenshaltung und die Worte, die ich gesagt habe und die nicht mit dem Wort Gottes übereinstimmten, Buße zu tun. Ich möchte mich darum kümmern, solange ich noch auf dieser Erde bin.

Sie stehen nicht allein im Kampf! Nutzen Sie das Wort Gottes, um zu überwinden. Sie sollten ein strahlendes Licht der Barmherzigkeit, Größe und Kraft Gottes und dessen Wohlergehen und geistiger Gesundheit sein. Sie sollten nicht die gegenteiligen Eigenschaften verkörpern. Es mag Ihnen so vorkommen, als würde ich predigen, aber das ist ein wichtiger Teil der Lösung von Problemen, die klinisch und wissenschaftlich erscheinen. Ihre geistliche Vitalität wirkt sich in jeder Dimension auf Ihre Gesundheit aus.

Ich möchte, dass Sie diese Schlacht gewinnen

Wie Sie wissen, bin ich schon seit dreißig Jahren im Dienst. Aber wenn die Menschen nicht auf Gott hören, warum sollten sie dann auf mich hören? Ich habe keine magischen Ratschläge. Ich habe nur Ratschläge für Menschen, die von Gott hören wollen. Sie werden von mir die Wahrheit von Gottes Wort erfahren und nicht irgendeine Art von psychologischem Humanismus.

Ich möchte Sie an etwas erinnern. In all den Jahren meiner Arbeit habe ich nicht einem einzigen Menschen helfen können, der nicht die Verantwortung für sein Leben übernehmen wollte. Und warum? Weil sie keinen Glauben hatten. Die Bibel sagt uns, dass wir, um Gott zu gefallen, Glauben haben müssen: *„Ohne Glauben aber ist es unmöglich, ihm wohlzugefallen; denn wer Gott naht, muss glauben, dass er ist und denen, die ihn suchen, ein Belohner sein wird"* (Hebräer 11,6).

Gott zwingt niemanden von uns dazu, auf ihn zu hören und mit ihm übereinzustimmen. Sie müssen die Wahrheit für sich selbst annehmen, und zwar nur für sich selbst. Sie müssen den Sieg selbst in die Hand nehmen; Sie müssen aktiv werden; Sie müssen sich entscheiden, aufzuwachen und ein Überwinder zu sein, der sich den Dingen des Lebens stellt und sie im Namen Jesu besiegt!

Ich möchte, dass Sie diese Schlacht gewinnen! Ich möchte, dass Sie aus Ihrem Schneckenhaus heraustreten, aus Ihrer Selbstgefälligkeit herauskommen und sich entscheiden, eine siegreiche, gläubige Person zu sein, die den Feind besiegen und ihr Leben in die Hand nehmen kann. Lassen Sie uns den Sieg über Krankheit erringen und dann andere lehren, wie sie ebenfalls den Sieg über Krankheit erringen können. Wir können der Menschheit ein Geschenk machen, das selbst die medizinische Welt nicht geben kann, weil sie das geistliche Problem bzw. die geistliche Lösung nicht versteht. Wir verstehen es, denn das Wort Gottes hat uns all die Weisheit gegeben, die wir brauchen, um Krankheiten zu besiegen. Seien Sie ein Überwinder!

Von invasivem Brustkrebs geheilt

Jody

Bei mir wurde invasiver Brustkrebs diagnostiziert, aber die medizinischen Therapien schlugen nicht an. Am Ende meiner Chemotherapie sagten die Ärzte: „Es tut uns leid, Jody, die Tumormasse ist immer noch groß. Sie hat sich überhaupt nicht verändert. Sie werden sich einer Mastektomie unterziehen müssen." Ich ging nach Hause und wandte mich an Gott. Gott überführte mich, dass ich Unversöhnlichkeit und Bitterkeit in meinem Herzen hatte, mit denen ich fertig werden musste. Die Namen bestimmter Menschen kamen mir in den Sinn. Ich musste mich damit auseinandersetzen, jedem von ihnen zu vergeben.

Jedes Mal, wenn ich mich mit diesen Dingen beschäftigte, die mir auf dem Herzen lagen, fühlte sich der Knoten in meiner Brust ein wenig anders an. Ich fragte den Herrn: „Gott, ist das nur meine Einbildung? Gibt es noch etwas anderes, mit dem ich mich befassen sollte?" Die Themen Angst und Kontrolle wurden mir aufs Herz gelegt. Ich bekannte sie dem Herrn, und in den folgenden Tagen wurde die Masse immer kleiner. Als ich zu den Ärzten ging, um mich ein letztes Mal vor der Operation untersuchen zu lassen, sagte mein Chirurg zu mir: „Jody, ich kann Ihnen keine Operation mehr empfehlen. Krebs wächst, er schrumpft nicht. Sie müssen nicht operiert werden."

Kurz darauf war der Krebs ganz verschwunden. Keine Operation, keine Chemo, keine Bestrahlung. Gott hatte mich aufgrund der Prinzipien in seinem Wort vollständig von Brustkrebs geheilt. Ich gebe Gott alle Ehre! Ich bin so sehr dankbar! Ich bin verändert!

KAPITEL 11

Wie geht es weiter?

Lobe den HERRN, meine Seele, und vergiss nicht, was er dir Gutes getan hat: der dir alle deine Sünde vergibt und heilet alle deine Gebrechen.

Psalm 103,2-3

Wir haben die geistlichen Ursachen vieler Krankheiten durch das Wissen um die biblische Wahrheit aufgedeckt. Wir wollen nun nochmals ein paar grundlegende Wahrheiten über die Heilung von Krankheiten anschauen.

Erstens ist eine geistlich verursachte Krankheit die Folge einer Trennung von Gott, einer Trennung von sich selbst oder einer Trennung von anderen. Daher beginnt jede Heilung einer Krankheit, die geistliche Ursachen hat, mit der Versöhnung mit Gott – damit, dass Sie seine Liebe empfangen, ihn als Ihren Vater annehmen und Ihren Frieden mit ihm schließen. Die Versöhnung mit sich selbst und mit anderen sind dann die nächsten wichtigen Schritte.

Zweitens erkennen wir, dass es zwei Reiche gibt, die in uns gegeneinander kämpfen: das Gesetz der Sünde und das Gesetz Gottes. Denken Sie daran, dass sogar der Apostel Paulus zum Ausdruck brachte, dass wir durch Jesus Christus von den Versuchungen und den Ursachen der Sünde in unserem Leben befreit werden müssen:

Denn ich habe nach dem inneren Menschen Wohlgefallen am Gesetz Gottes. Aber ich sehe ein anderes Gesetz in meinen Gliedern, das dem Gesetz meines Sinnes widerstreitet und mich in Gefangenschaft bringt unter das Gesetz der Sünde, das in meinen Gliedern ist (Römer 7,22-25).

Drittens, sobald wir von diesen Ursachen befreit sind, liegt es in unserer Verantwortung, unseren Sinn zu erneuern und diese alten Muster gottlosen Denkens zu ändern. Es liegt in Ihrer Verantwortung, böse Gedanken abzulegen und Ihr Gedankenleben mit dem Wort Gottes zu füllen: *„... mit ihnen [den Waffen Gottes] reißen wir alle hohen Gedankengebäude nieder, die sich gegen die Erkenntnis Gottes auftürmen. Wir nehmen alles Denken gefangen, sodass es Christus gehorcht"* (2. Korinther 10,5).

Bei *Be in Health* nennen wir diesen Prozess UMSETZEN. Wir haben sogar ein Seminar zu diesem Thema, weil wir wissen, wie wichtig es ist, den Prozess unserer Heiligung umzusetzen und mit den biblischen Wahrheiten, die uns von Krankheiten befreien, auf Kurs zu bleiben.

Die acht Schritte zur Freiheit

Wir lehren auch, was wir die „Acht Schritte zur Freiheit" nennen. Es ist wichtig, dass Sie sich diese Prinzipien merken und anwenden. Hängen Sie sie dort auf, wo Sie sie täglich sehen können, zum Beispiel an Ihrem Kühlschrank oder Ihrem Badezimmerspiegel. Vor allem aber sollten Sie sie auf Ihrem Herzen tragen. Sie sind der Weg zu Ihrer Freiheit!

1. **Erkennen.** ***Sie müssen erkennen, worum es geht.*** Erkennen Sie das bzw. die ursächlichen Problem(e) in Ihrem Leben: Bitterkeit, Hass, Angst, Sorge, Wut, Feindseligkeit, Selbsthass und so weiter. Beten Sie um Unterscheidungsvermögen durch den Heiligen Geist. Unterscheiden Sie das Gute vom Bösen in Ihrem Leben.
2. **Verantwortung übernehmen.** ***Sie müssen die Verantwortung für das übernehmen, was Sie erkennen.*** Nicht jeder will die Verantwortung übernehmen, nachdem er das Problem erkannt

hat. Sie müssen die Verantwortung übernehmen. Gott wird Ihnen zur Seite stehen, aber er wird es nicht für Sie tun!

3. **Buße tun / umkehren.** ***Tun Sie vor Gott Buße dafür, dass Sie sich an dem beteiligt haben, was Sie erkennen.*** Die Bibel sagt uns: *„So tut nun Buße und bekehrt euch, dass eure Sünden ausgetilgt werden, damit Zeiten der Erquickung kommen vom Angesicht des Herrn und er den euch vorausbestimmten Jesus Christus sende!"* (Apostelgeschichte 3,19). Auch hier ist es so, dass manche Leute wütend auf mich werden, wenn ich ihnen sage, dass sie Buße tun müssen, um von Krankheiten befreit zu werden. Wenn Sie zu einem Arzt gehen, um herauszufinden, warum Sie krank sind und wie Sie gesund werden können, wären Sie dann beleidigt, wenn er Ihnen die Wahrheit sagen würde? Dann seien Sie bitte auch nicht beleidigt, wenn ich Ihnen die Wahrheit sage. Ich liebe Sie, und es ist mir wichtig, was Ihnen widerfährt. Ich bringe Ihnen bei, wie Sie böse Geister und Krankheiten besiegen können.
4. **Lossagen.** ***Sie müssen das, was Sie erkennen, zu Ihrem Feind machen und sich davon lossagen.*** Buße tun bedeutet wörtlich „sich von etwas abwenden". Betrachten Sie die Ursache für Ihre früheren Sünden als Ihren Feind und sagen Sie sich davon los! Manche Menschen empfinden zwar Reue, aber sie ändern sich innerlich nicht. Sie wenden sich nicht von ihrer Sünde ab. Aber ich möchte, dass Sie sich vom Bösen abwenden – so schnell Sie können. Lieben Sie sich selbst, aber hassen Sie das Böse!
5. **Entfernen.** ***Werden Sie es ein für alle Mal los!*** Sagen Sie dem Gesetz der Sünde in Ihrem Inneren: „Ich sage mich nicht nur von dir los, sondern du und ich können nicht zur selben Zeit am selben Ort zusammen existieren. *„Werft von euch alle eure Vergehen, mit denen ihr euch vergangen habt, und schafft euch ein neues Herz und einen neuen Geist!"* (Hesekiel 18,31). Befreien Sie sich von diesem Gesetz der Sünde, und lassen Sie sich von Gott ein neues Herz und einen neuen Geist schenken!
6. **Widerstehen.** ***Wenn es versucht zurückzukommen, widerstehen Sie ihm!*** Jakobus 4,7 sagt uns, dass wir uns Gott unterwerfen und dem Teufel widerstehen sollen: *„Unterwerft euch nun Gott! Widersteht aber dem Teufel! Und er wird von euch fliehen."* Was kommt zuerst? Dass wir uns Gott unterwerfen. Nur dann werden

Sie die Kraft haben, dem Feind zu widerstehen, nicht vorher. Was immer Sie entfernt haben, wird versuchen, zurückzukommen. Deshalb brauchen wir Gott und einander, um dem zu widerstehen.

7. **Sich freuen.** ***Danken Sie Gott, dass er Sie befreit hat.*** Geben Sie Gott die Ehre für Ihre Freiheit! Preisen Sie ihn dafür, dass Sie Gnade und Barmherzigkeit von einem lebendigen Gott erfahren haben, der Sie liebt. Er ist Ihres Lobes würdig!
8. **Wiederherstellen.** ***Helfen Sie jemand anderem, frei zu werden.*** Nachdem Sie von Gott gesegnet worden sind, ist es an der Zeit, dass Sie anderen bei der Wiederherstellung helfen. Zur Wiederherstellung gehört, dass Sie denen, die Sie lieben, das Evangelium bringen, diejenigen, die noch vom Segen des Herrn getrennt sind, unterweisen und ihnen helfen, von Krankheiten frei zu werden. „*... auf dass im Leib keine Spaltung sei, sondern die Glieder einträchtig füreinander sorgen. Und wenn ein Glied leidet, so leiden alle Glieder mit, und wenn ein Glied geehrt wird, so freuen sich alle Glieder mit*" (1. Korinther 12,25-26 LUT).

Dranbleiben, bis der Feind ganz besiegt ist

Ich möchte Sie ermutigen, Ihre vollständige Befreiung von Krankheiten durchzuziehen. Lassen Sie sich vom Feind nicht entmutigen. Jeder möchte, dass für ihn gebetet wird, aber nicht jeder lässt sich darauf ein, die Lügen des Feindes zu besiegen und Gottes Wahrheit anzunehmen. Denken Sie an diese Bibelstelle: „*Ihr werdet die Wahrheit erkennen, und die Wahrheit wird euch frei machen*" (Johannes 8,32). Was ich Ihnen beigebracht habe, soll Ihnen die Wahrheit vermitteln sowie den Glauben daran. Das ist kein blinder Glaube, sondern echter Glaube, der auf dem Wissen um den lebendigen Gott beruht, der sich in der Bibel offenbart.

Es geht mir nicht darum, dass sich Menschen intellektuell bekehren. Intellektuell bekehrte Menschen werden in der Heiligen Schrift erwähnt: „*... die immer auf neue Lehren aus sind und nie zur Erkenntnis der Wahrheit kommen können*" (2. Timotheus 3,7 LUT). Sie müssen die Barriere des intellektuellen Verständnisses überwinden, um vom Heiligen Geist geleitet werden zu können. Ich habe dieses Buch nicht geschrieben, um Ihren Kopf mit einem Haufen Wissen zu füllen. Ich habe es geschrieben, um die Macht des Teufels zu brechen, der in Ihrem Leben wirkt, und um Sie zu befreien. Ihre Freiheit wurde vor mehr als zweitausend Jahren am Kreuz erkauft und die Kraft Gottes wurde in Ihrem Leben freigesetzt, damit Sie in Freiheit leben können. Er möchte, dass Sie frei sind!

Wir sind dazu berufen aufzublühen!

Nachdem sie diese Lehre gehört haben, sagen manche Leute vielleicht: „Das ist mir einfach zu viel Arbeit. Ich würde lieber eine Pille schlucken, damit es verschwindet." Aber sie werden dann in der Gefangenschaft bleiben und auf eine magische Formel warten, die die Forderung des Wortes aufhebt, dass wir an unserer Erlösung arbeiten müssen: *„Ihr habt immer befolgt, was ich euch weitergegeben habe. Hört aber nicht nur auf mich, wenn ich bei euch bin, sondern erst recht während meiner Abwesenheit. Arbeitet mit Furcht und Zittern an eurer Rettung"* (Philipper 2,12 HFA). Ich muss jeden Tag an meiner Erlösung arbeiten. Ich muss mich entscheiden, welches Gesetz ich befolgen will. An jedem Tag muss ich Gedanken und Gefühle verwerfen, die nicht von Gott sind. Ist es bei Ihnen nicht auch so?

Was mir mit am meisten Kummer bereitet, ist, dass Gott mir ein gewisses Maß an Wahrheit gegeben hat, damit ich sie an andere weitergeben kann, sodass sie von Krankheiten geheilt werden, dass aber einige, die die Wahrheit hören, nicht wahrhaben wollen, dass irgendein Aspekt ihrer Krankheit oder ihres Syndroms durch ein Problem in ihrem Leben verursacht sein könnte, bei dem sie nicht so denken, sprechen oder handeln, wie es Gottes Wort entspricht. Oder sie hören die Botschaft und scheinen sie anzunehmen, aber dann bleiben sie es einfach nicht dabei, ihre Identität zu beanspruchen und ihren Geist in Gottes Wahrheit zu erneuern. Ich bete dafür, dass Sie das durchziehen. Dann wird Gott kommen und Sie heilen.

Sie wurden nicht dazu berufen, ein Kind Gottes zu sein, nur um zu überleben – Sie wurden dazu berufen zu *aufzublühen*. Die Welt ist voller Menschen, die nur überleben. Sie dagegen sollten jemand sein, der floriert! Während die Welt vielleicht mit Krankheit und Hoffnungslosigkeit zu kämpfen hat, sollten Sie als Sohn bzw. Tochter

Gottes glücklich, ausgeglichen und enthusiastisch sein. Sie sollten begeistert sein, hier auf diesem Planeten zu leben.

In Gottes Ebenbild verwandelt werden

Vergessen Sie nie, dass Sie in Gottes Bild verwandelt werden, wenn Sie seinem Wort folgen. *„Wir alle aber schauen mit aufgedecktem Angesicht die Herrlichkeit des Herrn an und werden so verwandelt in dasselbe Bild von Herrlichkeit zu Herrlichkeit, wie es vom Herrn, dem Geist, geschieht"* (2. Korinther 3,18). Lassen Sie nicht zu, dass Ihnen jemand die Wahrheiten stiehlt, die Sie hier gelernt haben. Menschen, die ungläubig sind, werden versuchen, mit Ihnen zu diskutieren, Sie zu entmutigen und auf ihre Vorstellung herunterzuziehen. Sie werden aber nicht in das Bild eines anderen Menschen geformt, sondern Sie werden in das Bild Gottes verwandelt! Während Sie in sein Bild verwandelt werden, können Sie erwarten, dass er Sie von den Krankheiten des Feindes heilt, weil Gott sein Wort und sein Ebenbild ehrt. Er ehrt, wer er in Ihnen ist – nicht auf der Ebene des Kopfes, sondern auf der Ebene des Herzens.

Durch Jesus Christus holt sich der Vater zurück und stellt wieder her, was er bei der Tragödie im Garten Eden verloren hat – sein Ebenbild im Menschen. Sie sind ein Produkt dieser Rückholung und Wiederherstellung. Sie werden aus der Finsternis herausgerufen und in sein wunderbares Licht verwandelt. *„Ihr aber seid ein auserwähltes Geschlecht, ein königliches Priestertum, eine heilige Nation, ein Volk zum Besitztum, damit ihr die Tugenden dessen verkündigt, der euch aus der Finsternis zu seinem wunderbaren Licht berufen hat"* (1. Petrus 2,9). Aber Sie können nicht verwandelt werden, wenn Sie nicht durch das Wort erneuert werden, denn *„der Glaube kommt aus dem Hören, das Hören aber durch das Wort Gottes"* (Römer 10,17).

Gott will Sie frei machen

Auch wenn es sich vielleicht unangenehm anfühlt, sich mit bestimmten Themen zu beschäftigen, die zu dieser Lehre gehören und auf Sie zutreffen, bitte ich Sie inständig, sich mit ihnen auseinanderzusetzen. Gott liebt Sie, und Sie lesen dieses Buch nicht, weil Sie

Lust dazu haben. Sie lesen es, weil der Geist Gottes Sie und Ihre Lieben von Krankheiten befreien möchte. Als ich gläubig wurde, gab es Worte, die in mir brannten. Ich war nicht dazu berufen, ein Evangelist zu sein, sondern dazu, diese Worte zu benutzen, um dem Volk Gottes Heilung, Befreiung und Hoffnung zu bringen.

Lassen Sie sich von niemandem sagen, Sie seien nicht der Augapfel Gottes (vgl. 5. Mose 32,10). Lassen Sie sich von niemandem einreden, Sie seien nicht in die Handfläche Gottes eingezeichnet (vgl. Jesaja 49,16). Lassen Sie sich von niemandem einreden, Ihr Name würde nicht im Buch des Lebens stehen (vgl. z. B. Offenbarung 3,5) oder Sie seien kein Sohn bzw. keine Tochter des Vaters (vgl. z. B. Galater 4,6-7). Lassen Sie niemanden daran rütteln, wer Sie sind. Sie sind kein Zufall, sondern eine Absicht Gottes. Noch bevor Sie gezeugt wurden, kannte Gott Sie. Noch bevor sich Ihre Körperteile bildeten, sagte er: „Du bist mein."

Ehe ich dich im Mutterleib bildete, habe ich dich erkannt, und ehe du aus dem Mutterschoß hervorkamst, habe ich dich geheiligt (Jeremia 1,5).

Aber jetzt, so spricht der HERR, der dich geschaffen, Jakob, und der dich gebildet hat, Israel: Fürchte dich nicht, denn ich habe dich erlöst! Ich habe dich bei deinem Namen gerufen, du bist mein (Jesaja 43,1).

Haben Sie in einem dieser Bereiche Probleme mit Gottes Liebe zu Ihnen? Haben Sie Angst, dass Sie der Aufgabe, Ihre Denkmuster zu ändern, nicht gewachsen sind? Bleiben Sie entspannt und atmen Sie einmal durch. Lassen Sie sich von Gott erneuern! Lassen Sie sich nicht auf den Geist des Todes ein! Gott hat Sie mit einem Ziel und einem Plan geschaffen, und er hat Sie erschaffen, damit Sie leben. Es ist der Feind, der den Plan hat, dass Sie sterben sollen.

Entspannen Sie sich! Sie sind nicht Ihre Krankheit und Sie sind nicht das Problem – der Teufel ist es! Hören Sie auf, auf ihn zu hören. Wählen Sie das Leben, nicht den Tod. Seien Sie gut zu sich selbst. Leben Sie in diesem Zeitalter der Gnade und Barmherzigkeit. Wählen Sie das Leben und nicht den Tod.

Ich möchte jetzt noch für Sie beten:

Vater, ich komme im Namen von Jesus zu dir. Ich möchte dir für diejenigen danken, die sich die Zeit genommen haben, dieses Buch zu lesen. Ich weiß aus Psalm 139 in deinem Wort, dass sie einzigartig und wunderbar gemacht sind und dass du deine Hand über jeden Einzelnen von ihnen hältst. Ich weiß, dass ich ihnen viele Dinge aus deinem Wort zum Nachdenken gegeben habe. Ich bitte dich, deinen Heiligen Geist freizusetzen, um Klarheit und Überführung zu bringen, damit sie von innen heraus verändert werden und alle Krankheiten verschwinden.

Vater, wir sind nur Menschen, Männer und Frauen mit ganz unterschiedlichen Hintergründen. Wir haben auf Lügen gehört, die wir nicht als Lügen erkannt haben; wir haben Wege eingeschlagen, die wir für richtig hielten, die uns aber ins Verderben führen. Bitte zeig uns den guten Weg, auf dem unsere Seelen Ruhe finden. Lehre uns, in dieser Sache namens Leben zu wachsen und als Söhne und Töchter Gottes zu reifen. Lass dies geschehen, Vater, damit wir heil sind in Geist, Seele und Körper und damit auch die Generationen nach uns heil sind und der Welt ein Licht deiner Herrlichkeit und Güte sowie deiner Liebe zu uns sein können. Vielen Dank für deine Barmherzigkeit, Herr, und lehre uns weiterhin durch deine Gnade. Ich bete in Jesu Namen. Amen.

Ein Hinweis zum Schluss:

Inzwischen sind bei GloryWorld-Medien noch drei spezielle Bücher von Henry W. Wright erschienen (siehe Werbungsseiten hinten):

- Die geistlichen Ursachen von Autoimmunerkrankungen
- Die geistlichen Ursachen von Diabetes
- Die geistlichen Ursachen von Bluthochdruck

Über den Autor

Dr. Henry W. Wright (1944–2019) starb wenige Monate, nachdem dieses Buch fertiggestellt war. Er war der Ansicht, dass viele menschliche Probleme im Wesentlichen geistlicher Natur sind, mit entsprechenden psychologischen und biologischen Auswirkungen. Aufgrund seiner umfangreichen Forschungen und Erkenntnisse sowohl in Bezug auf die medizinischen als auch die geistlichen Aspekte von Krankheiten brachte er eine einzigartige und neue Perspektive in den Umgang mit kranken Menschen hinein. Durch viele Jahre des geistlichen Dienstes und der persönlichen Erfahrung kam zu der Überzeugung, dass viele Krankheiten eine oft übersehene geistliche Ursache haben, die aus einer biblischen Perspektive erkannt und behandelt werden muss. Er hat diese Prinzipien erfolgreich gelehrt, im Dienst an anderen angewandt und dabei erstaunliche Heilungserfolge bei einer Vielzahl von Krankheiten erzielt, von denen viele als unheilbar galten.

Dr. Wright wuchs mit dem Wissen auf, dass Gott Krankheiten heilt. Zwei Monate nach seiner Geburt stand seine Mutter aufgrund von Fibrosarkom-Krebs mit einem aggressiven Tumor, der sich um ihre Halsvene gewickelt hatte, kurz vor dem Tod. Eines Sonntags in der Kirche tat sie Buße für ihre Verbitterung und schrie zu Gott. Sofort verschwand der Tumor. Eine Woche später war ihr Arzt verblüfft, keine Anzeichen von Krebs mehr in ihrem Körper zu finden. Sie hatte keine medizinische Behandlung erhalten. Folglich durchbrach ihre Heilung ein genetisches Muster in ihrer Generation; ihre eigene Mutter war kurz nach ihrer Geburt an Krebs gestorben. Sie dagegen lebte noch weitere dreiunddreißig Jahre!

Ihr Gebet war, dass auch ihr Sohn eines Tages Gott dienen würde. Obwohl sie die Frucht dieses Gebets zu ihren Lebzeiten nicht erlebte, war Gott treu und legte eine Berufung auf das Leben von Dr. Wright. Ihre Heilung wurde für ihn zu einer Norm im Kampf gegen den Feind und gegen Krankheiten. In seinen späteren Jahren widmete Dr. Wright sein Leben Gott und dem Studium der Heiligen Schrift.

Im Laufe der Jahre gab Gott ihm großen Einblick in die Ursachen von Krankheiten. Es ist nicht so, dass Gott nicht heilen könnte oder wollte. *Das Problem ist, dass der Mensch Krankheiten nicht versteht.* Wir sind in Gefangenschaft geraten und gehen zugrunde, weil uns das Wissen fehlt. Durch sein Forschen in der Heiligen Schrift und seine praktischen Erkenntnisse konnte Dr. Wright viele geistliche Ursachen und Hindernisse für Heilung aufdecken. Die Grundprinzipien, die Gottes Hand zur Heilung bewegen, sind, wenn man sie anwendet, dieselben wie diejenigen, die Krankheit *verhindern,* wenn man sie anwendet.

Dr. Wright befürwortete keinen Boykott von Ärzten. Im Gegenteil, er arbeitete mit den Ärzten zusammen. *Be in Health®* verfügt über ein Netzwerk von Ärzten, Psychologen, Pastoren und anderen Personen auf der ganzen Welt, die Informationen über Krankheiten und geistliche Erkenntnisse austauschen. Dr. Wright und sein Dienst gründen sich auf dieser einfachen Wahrheit:

Gottes perfekter Wille ist nicht, Sie zu heilen – sein perfekter Wille ist, dass Sie nicht krank werden.

Heute steht *Be in Health* nicht für „Krankheitsmanagement“, sondern für die „Ausrottung und Prävention von Krankheiten“, mit dem Ziel, Generationen von Überwindern zu schaffen.

Geliebter, ich wünsche, dass es dir in allem wohlgeht und du gesund bist, wie es deiner Seele wohlgeht (3. Johannes 3,1).

Sie können folgendermaßen mit *Be In Health* in Kontakt treten:

Facebook: @beinhealth
Instagram: beinhealth
Twitter: @BeinHealth
YouTube: https://www.youtube.com/beinhealth
Pinterest: bnhealth

Weitere Bücher von Dr. Henry Wright

bei GloryWorld-Medien

Dr. Henry Wright

Die geistlichen Ursachen von Autoimmunerkrankungen

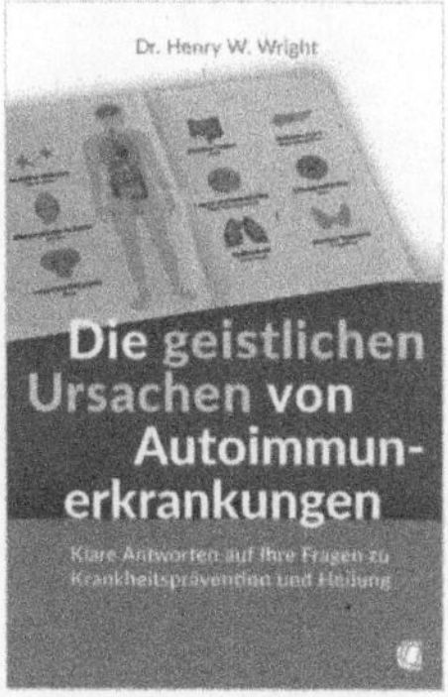

120 Seiten, Pb.

Wurde bei Ihnen eine Autoimmunkrankheit diagnostiziert, wie z. B. Lupus, Multiple Sklerose, Morbus Crohn, Morbus Basedow, Morbus Parkinson oder eine der vielen anderen? In der medizinischen Fachliteratur wird die Ursache von fast 100 Autoimmunkrankheiten als unbekannt angegeben.

In diesem Buch lernen Sie die geistlichen Ursachen kennen, die häufig zu Autoimmunkrankheiten führen, damit Sie Ihre Reise zur Heilung antreten können. Es deckt die unsichtbaren Kräfte auf, die die Krankheiten von innen her auslösen, und wie wir sie überwinden können.

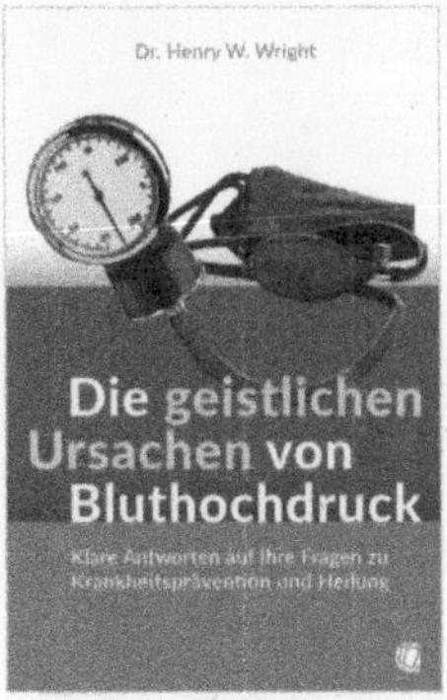

Dr. Henry Wright

Die geistlichen Ursachen von Bluthochdruck

112 Seiten, Pb.

In diesem Buch lernen Sie die geistlichen Ursachen kennen, die häufig zu Bluthochdruck führen, damit Sie den Kampf gegen diese Krankheit und ihre negativen Auswirkungen auf das Herz strategisch gewinnen können.

Dr. Henry Wright kombiniert medizinische Erkenntnisse mit wirkmächtigen biblischen Wahrheiten. Er zeigt auf, wie Sie so leben können, wie Gott es für Sie vorgesehen hat – in Ihrem Geist, Ihrer Seele und Ihrem Körper.

Dr. Henry Wright

Die geistlichen Ursachen von Diabetes

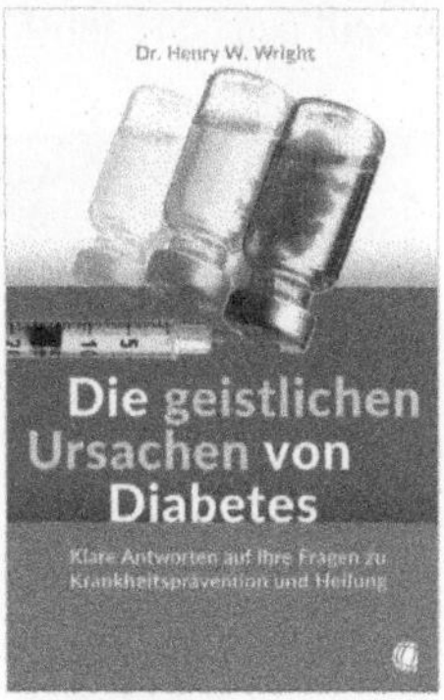

112 Seiten, Pb.

Knapp 10 Prozent der Bevölkerung leidet heute an der Volkskrankheit Diabetes mellitus.

In diesem Buch lernen Sie die geistlichen Ursachen kennen, die häufig zu Diabetes Typ 1 oder Typ 2 führen. Es deckt die unsichtbaren Kräfte auf, die die Krankheit von innen her auslösen, und wie wir sie überwinden können.

Dr. Henry Wright kombiniert medizinische Erkenntnisse mit wirkmächtigen biblischen Wahrheiten. Er zeigt auf, wie Sie so leben können, wie Gott es für Sie vorgesehen hat – in Ihrem Geist, Ihrer Seele und Ihrem Körper.

Weitere Produkte von GloryWorld-Medien

„Himmlische Bücher für die Erde"

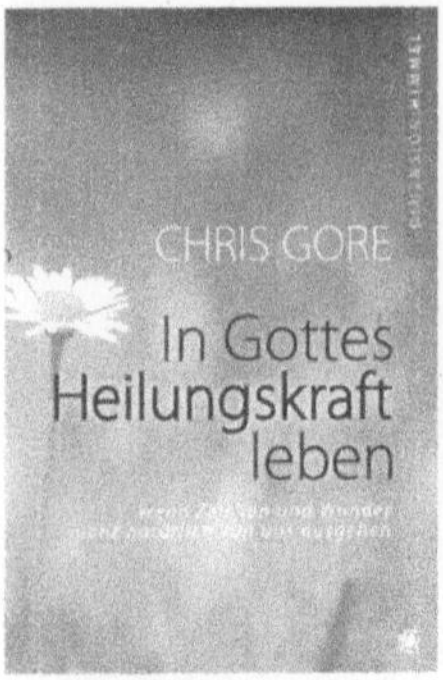

Chris Gore, In Gottes Heilungskraft leben

Wenn Zeichen und Wunder ganz natürlich von uns ausgehen

160 S., Pb. (Zur Vertiefung ist ein Arbeitsbuch erhältlich)

In Gottes Heilungskraft zu leben und zu wirken, ist einfacher, als wir denken. Chris Gore versucht mit diesem Buch den Heilungsdienst zu „entschlüsseln" mit dem Ziel, dass jeder Christ effektiv für einen Lebensstil der Heilungen und Wunder zugerüstet und aktiviert werden kann.

Wirklich den Charakter Gottes zu kennen, Hindernisse für einen solchen Lebensstil zu überwinden und lernen, darauf zu vertrauen, dass Gott das Übernatürliche tut, sind nur einige der Themen, die angesprochen werden.

Eine wesentliche Erfahrung von Chris Gore ist dabei, dass Durchbrüche im Bereich Heilung darauf beruhen, dass wir eine innige Beziehung zu Gott pflegen und von ihm unsere Identität empfangen. Wenn wir uns darüber im Klaren sind, *wer* wir sind und *wessen* wir sind, werden wir große Fruchtbarkeit erleben.

Ana Werner, Nimm dein Land ein

Es ist an der Zeit, dass du Gottes Verheißungen ergreifst

144 Seiten, Paperback

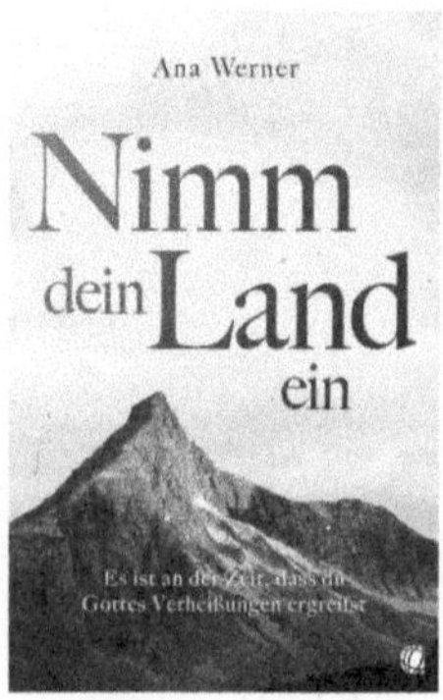

Wie steht es um die persönlichen prophetischen Worte, die du erhalten hast? Und welche allgemeinen Verheißungen der Bibel warten noch darauf, dass du sie erlebst? Kann es sein, dass die Zeit der Erfüllung dieser Zusagen endlich gekommen ist?

So wie die Israeliten ihr Gelobtes Land einnehmen mussten, will dir der Heilige Geist auch heute übernatürliche Strategien aufzeigen, wie du deine Verheißung von Gott in Angriff nehmen kannst.

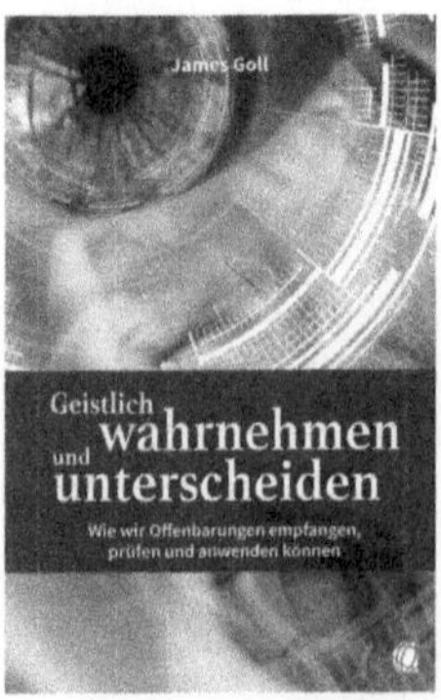

James Goll
Geistlich wahrnehmen und unterscheiden

Wie wir Offenbarungen empfangen, prüfen und anwenden können; 216 S.

James Goll erklärt, dass jeder Nachfolger Jesu geistliche Offenbarungen empfangen und prüfen kann, auch wenn einige als Propheten besonders begabt sind. Er legt präzise dar, wie wir unsere Sinne dem Heiligen Geist hingeben können, damit wir geistlich wahrnehmen können.

Und er erläutert, wie wir Offenbarungen prüfen, anwenden und letztlich verinnerlichen können, damit die Menschen sie nicht nur hören, sondern in uns sehen.

Phil Mason, Quanten-Herrlichkeit

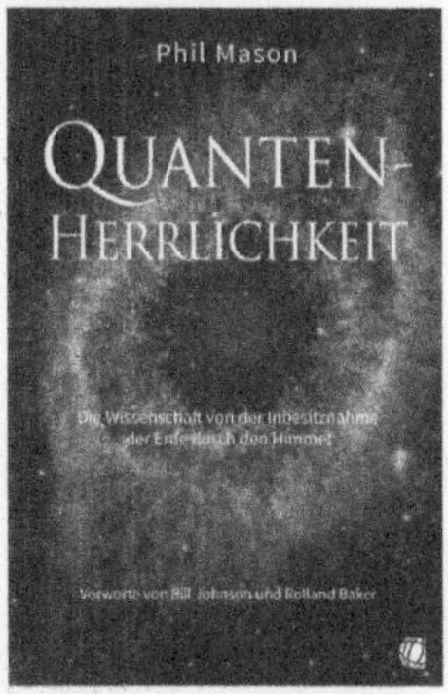

Die Wissenschaft von der Inbesitznahme der Erde durch den Himmel; 520 Seiten, Paperback

Quanten-Herrlichkeit erläutert auf eine äußerst spannende Weise die Zusammenhänge zwischen den faszinierenden Erkenntnissen der Quantenmechanik und der Herrlichkeit Gottes, die sich u. a. in Heilungswundern äußert.

Der erste Teil untersucht die subatomare Welt und enthüllt ihren außergewöhnlich komplexen göttlichen Plan, der die Genialität unseres Schöpfers offenbart.

Im zweiten Teil erklärt der Autor ausführlich, wie die Herrlichkeit Gottes in unser physisches Universum eindringt, um Wunder göttlicher Heilung zu bewirken.

Das Buch ist vollgepackt mit verblüffenden Erkenntnissen, aber mehr als das, ist es dazu bestimmt, uns für den übernatürlichen Dienst auszurüsten, damit wir die Herrlichkeit Gottes auf der Erde freisetzen, wie sie im Himmel ist!

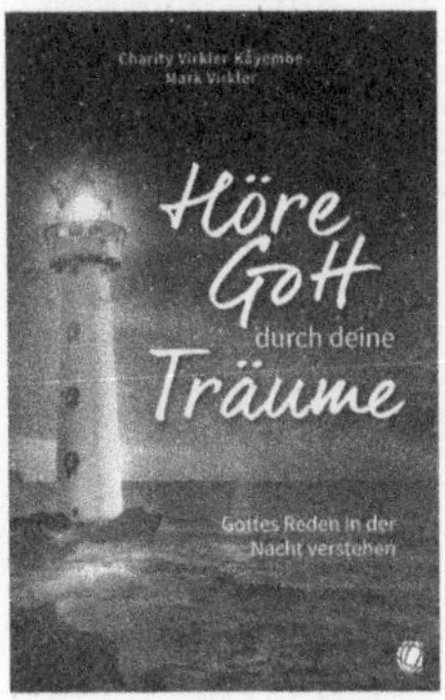

Dr. Charity Virkler-Kayembe / Dr. Mark Virkler

Höre Gott durch deine Träume

Gottes Reden in der Nacht verstehen; 288 S., Pb.

In der Bibel finden wir sehr viele Beispiele für Gottes Reden durch Träume. Auch heute möchte er uns durch Träume wichtige Botschaften zukommen lassen. Doch beachten wir sie oft wenig oder wissen nicht, wie sie zu deuten sind.

Diesem Missstand möchte dieses Buches abhelfen. Die Autoren haben sehr viele Erfahrungen im Umgang mit Gottes Reden gesammelt. Das Buch ist ein praktischer, leicht verständlicher und biblischer Leitfaden, um die Sprache zu verstehen, die Gott in unseren Träumen benutzt.

Luc Niebergall, Eine zeitlose Reise

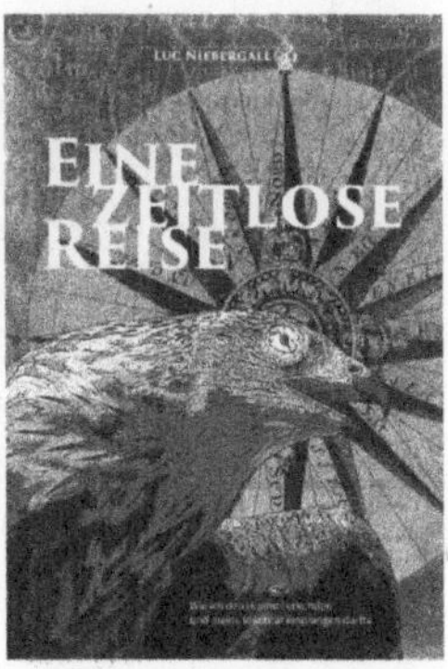

Wie ich den Himmel erkunden und meine Identität empfangen durfte; 144 S., Paperback

Ab dem Alter von 16 Jahren wurde Luc Niebergall eine unglaubliche „Reise" in die Herrlichkeit der Person Jesu zuteil. Durch prophetische Begegnungen durfte er den lebendigen Gott erfahren.

Nach acht Jahren Visionen, Träumen und himmlischen Begegnungen hatte er den Eindruck, Gott wolle, dass er einiges von dem, was er ihm gezeigt hatte, in Form von Geschichten in einem Buch niederschreibt.

Dieses Buch ist ein Aufruf an die Söhne und Töchter Gottes, ihr volles Erbe zu empfangen, das darin besteht, in einer ewigen, intimen Beziehung zu Gott selbst zu leben.

Begegnen wir der intimen Liebe Gottes, des Vaters, fällt die falsche Identität der Waisenschaft von uns ab. Wir werden zu siegreichen Söhnen und Töchtern, welche den Nationen Heilung und Wiederherstellung bringen.

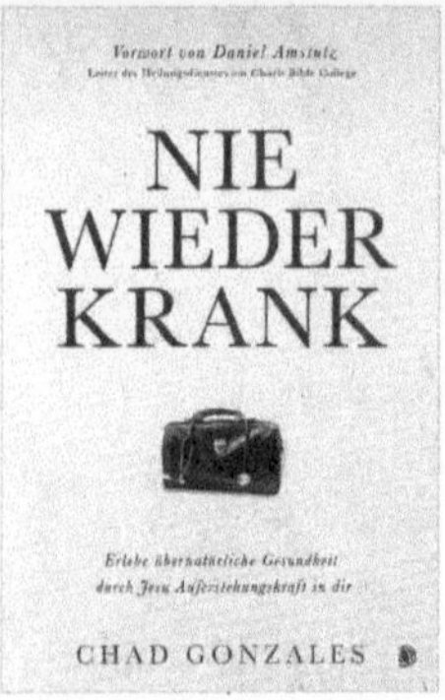

Chad Gonzales, Nie wieder krank

Erlebe übernatürliche Gesundheit durch Jesu Auferstehungskraft in dir, 240 Seiten, Paperback

Du musst nie wieder krank werden! Ergreife deine Heilung, die im Neuen Bund enthalten ist!

Wenn es um das Thema Heilung geht, gibt es immer noch viel Verwirrung im Leib Christi. Werden wir durch das Werk Jesu am Kreuz nur geistlich geheilt oder gilt es auch für unseren Körper?

Dieses bahnbrechende Buch schafft in dir ein Bewusstsein dafür, wer du in Christus wirklich bist, was es bedeutet, in seinem Leib mit ihm vereint zu sein und sogar wie Jesus selbst in dieser Welt zu leben. Gesundheit ist nur eine der übernatürlichen Früchte, die daraus resultieren!

Blake K. Healy, Unzerstörbar

Führe deine geistlichen Kämpfe aus der Perspektive des Himmels; 192 S., Pb.

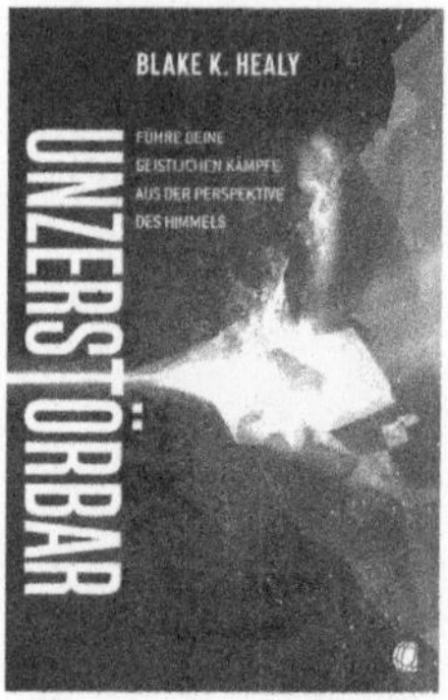

Welche Fallen und Taktiken wenden Dämonen an, und wie können wir diese meiden?

Blake K. Healy kann schon seit seiner Kindheit Engel und Dämonen sehen. Dieses Buch fasst zusammen, was er in über dreißig Jahren über die Pläne des Feindes und ebenso die des Himmels entdeckt hat.

Wir lernen, wie wir die Komplotte, Pläne und Lügen des Feindes aufdecken und abwehren können und gleichzeitig die Pläne des Himmel vorantreiben können.

Sein Hauptanliegen ist dabei, dass wir den geistlichen Kampf nicht aus eigener Kraft, sondern aus der Perspektive des Himmels führen, und ein Leben aufbauen, das unzerstörbar ist.

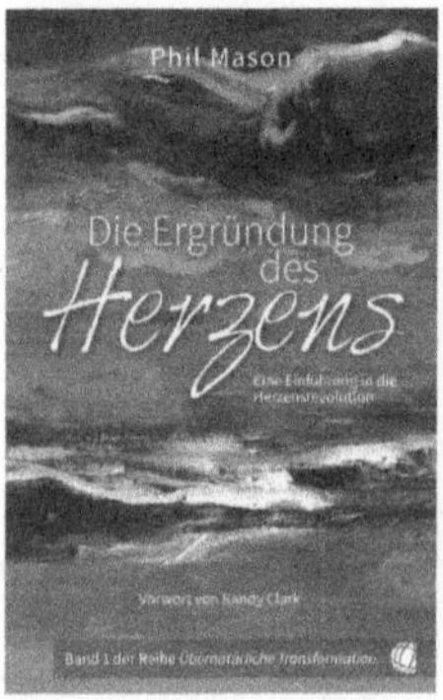

Phil Mason, Die Ergründung des Herzens

Eine Einführung in die Herzensrevolution; 240 S., Pb.

Band 1 der Reihe „Übernatürliche Transformation"

Willkommen zur Herzensrevolution! Phil Mason bringt uns mit diesem Buch wieder mit dem Herzen Gottes – und somit auch unserem eigenen Herzen – in Verbindung. Begegnen wir der verschwenderischen Liebe des Vaters, erweckt sie in unserem Herzen eine neue Begeisterung und Leidenschaft.

Jesu Modell der Herzensverwandlung stützt sich nicht auf irdische Weisheit und Methoden. Er möchte, dass wir durch eine Begegnung mit der Herrlichkeit und Macht Gottes verwandelt werden.

Wayne Jacobsen, Geliebt!

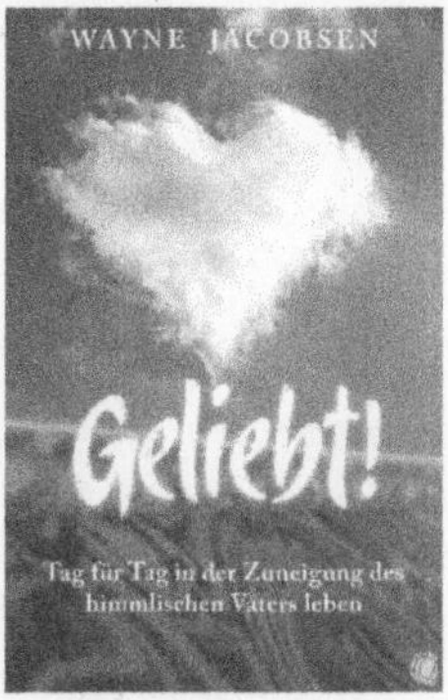

Tag für Tag in der Zuneigung des himmlischen Vaters leben

240 S., Paperback

Jeden Tag ein Leben zu führen, in dem wir völlig sicher sind, dass wir bedingungslos von Gott geliebt sind – ist das wirklich möglich, und wie sieht das konkret aus?

Wayne Jacobsen bringt uns Schritt für Schritt nahe, wie tief die Liebe Gottes zu uns tatsächlich ist. Wir entdecken dabei, dass wir nicht zu Sklaven, sondern zu Söhnen und Töchtern berufen sind. Die liebevolle Zuneigung unseres Vaters im Himmel gilt uns in allen Umständen. Wir erfahren eine lebendige Beziehung zu ihm, die uns von der Qual der Scham befreit und uns so verändert, dass wir als seine Kinder leben können.

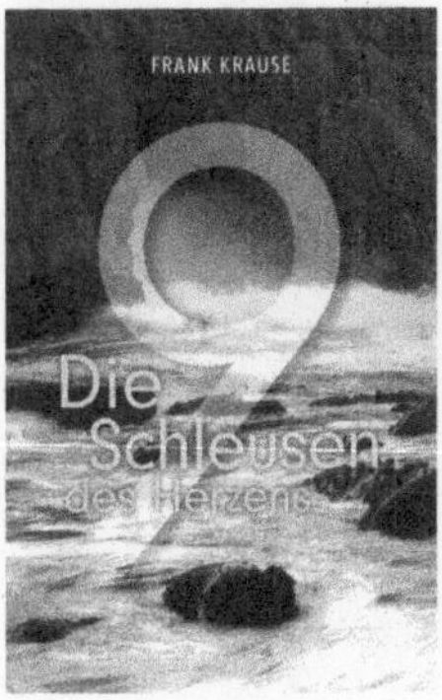

Frank Krause, Die neun Schleusen des Herzens

160 S., Paperback

Wie geschieht es, dass die Verheißung Jesu, dass aus unserem Innern Ströme von lebendigem Wasser fließen werde, wenn wir an ihn glauben, zu unserem normalen Erleben wird? Dass andere uns als Quelle und nicht als Zisterne, als Oase und nicht als Wüste wahrnehmen?

Als Frank Krause diese Frage vor Gott bewegte, ließ dieser ihn im Geist sein eigenes Herz sehen und durchwandern. Er zeigte ihm, dass unser Herz neun „Schleusen" hat, entsprechend den neun Aspekten der Frucht des Geistes.

Diese Schleusen wollen in uns geöffnet und freigesetzt werden, damit der Geist mit ganzer Kraft durch uns strömen kann und wir mit seiner Frucht überfließen. Nun können wir auch anderen helfen, diese Fülle zu erleben, sodass in der Folge echte Gemeinschaften der Heiligen entstehen.

James Goll

Die Gaben des Heiligen Geistes freisetzen

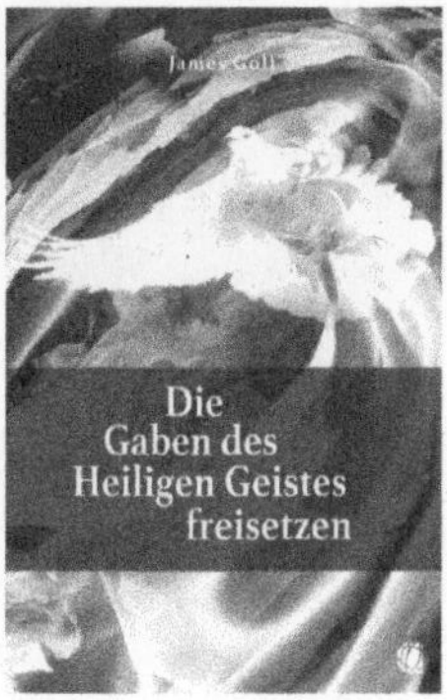

216 S., Paperback

Der Heilige Geist demonstriert heute Gottes übernatürliche Kraft durch seine Gemeinde, indem seine Herrlichkeit auf globaler Ebene freigesetzt wird. Alle Gaben Gottes sind immer noch voll funktionsfähig, und jeder einzelne Gläubige ist dazu bestimmt, im Fluss Gottes zu leben und seine Bestimmung zu erfüllen.

Anhand vieler anschaulicher Beispiele aus der Bibel und aus der Gegenwart lernen wir, wie geistliche Gaben in der Praxis funktionieren. Aber es geht in diesem Buch nicht nur darum, wie man seine geistlichen Gaben entdeckt oder empfängt, sondern wie man sie freisetzt und weitergibt!

Für das vertiefte Studium ist ein Arbeitsbuch erhältlich.

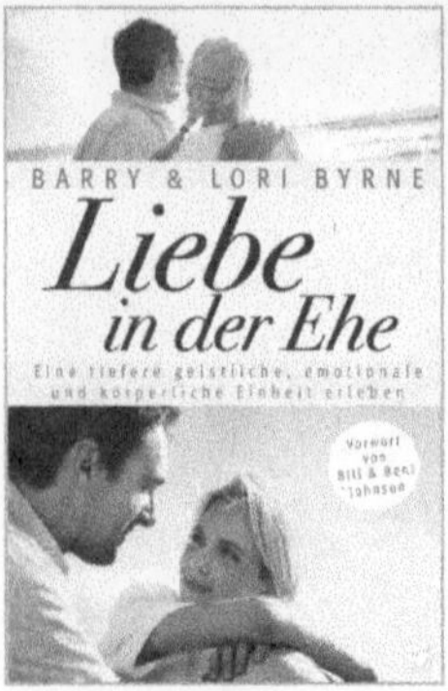

Barry & Lori Byrne, Liebe in der Ehe

Eine tiefere geistliche, emotionale und körperliche Einheit erleben; Vorwort von Bill Johnson; 334 S., Klappenbroschur

Gott möchte, dass die Ehe ein Ort echter Liebe und Vertrautheit ist. Dafür brauchen wir die Hilfe des Heiligen Geistes. Mit ihm können wir die Ursachen unserer Konflikte erkennen und überwinden. Unsere Ehe kann Heilung und Wiederherstellung erfahren, egal, wie der momentane Zustand ist.

Mit klarer biblischer Lehre und vielen praktischen Hilfen packen die Autoren die wichtigsten heißen Eisen an. Viele ermutigende Erfahrungsberichte verdeutlichen die dramatische Heilung und Intimität, die mit Gottes Hilfe möglich ist.

Danny Silk, Erziehung mit Liebe und Vision

Herzensbeziehungen eingehen, statt Machtkämpfe austragen

Vorwort von Bill Johnson; 170 S., Pb.

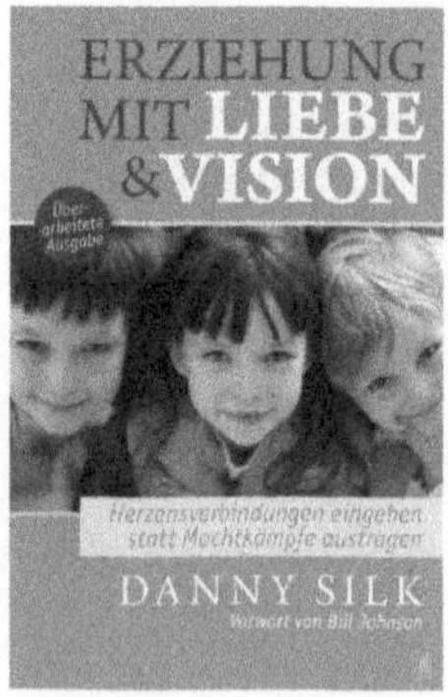

Danny Silk fordert uns in unserem bisherigen Denken über Liebe, Disziplin und Respekt, ja in unserer generellen Vorstellung von Kindererziehung heraus. Er stellt eine Denk- und Lebensweise vor, die eine Leichtigkeit und Frieden in unsere familiären und sonstigen Beziehungen bringt.

Unser Herz spielt dabei die zentrale Rolle. Das Herz der Eltern und das Herz der Kinder. Wenn beide Seiten verstehen, wie sich ihr jeweiliges Verhalten auf das Herz des anderen auswirkt, werden die Herzen geschützt und Beziehungen können gedeihen.

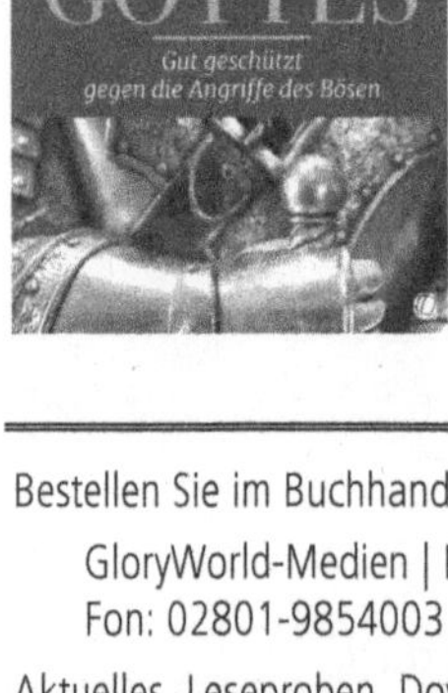

Dr. Larry Richards

Die volle Waffenrüstung Gottes

Gut geschützt gegen die Angriffe des Bösen; 208 Seiten, Pb.

Die Bibel macht deutlich, dass ein Großteil unserer Unsicherheiten, Ängste und Zweifel auf den Machenschaften böser Mächte beruhen. Deshalb ist es so entscheidend, dass wir sowohl die Strategien kennen, die Satan benutzt, um uns anzugreifen, als auch die Rüstung, die Gott uns zur Verfügung stellt, um uns dagegen zu schützen.

Eine biblische Dämonologie, Hilfen zum Umgang mit dem Bösen in der Seelsorge sowie Lektionen für „Lebe-frei-Selbsthilfegruppen" runden das Buch ab.

Bestellen Sie im Buchhandel oder (versandkostenfrei in D) direkt beim Verlag:

GloryWorld-Medien | Beit-Sahour-Str. 4 | D-46509 Xanten
Fon: 02801-9854003 | Fax: 02801-9854004 | info@gloryworld.de

Aktuelles, Leseproben, Downloads & Shop: **www.gloryworld.de**